56.–

Schreib- und Leseübungen für Sprachgestörte
Ein Übungsbuch für Patienten und Angehörige

BAD SALZHAUSENER BEITRÄGE ZUR APHASIEFORSCHUNG

Herausgegeben von Berthold Simons

Band 4

PETER LANG
Frankfurt am Main · Berlin · Bern · New York · Paris · Wien

Berthold Simons

Schreib- und Leseübungen für Sprachgestörte

Ein Übungsbuch für Patienten und Angehörige

PETER LANG
Europäischer Verlag der Wissenschaften

Die Deutsche Bibliothek - CIP-Einheitsaufnahme

Simons, Berthold:

Schreib- und Leseübungen für Sprachgestörte : ein Übungsbuch für Patienten und Angehörige / Berthold Simons. - Frankfurt am Main ; Berlin ; Bern ; New York ; Paris ; Wien : Lang, 1994
(Bad Salzhausener Beiträge zur Aphasieforschung ; Bd. 4)
ISBN 3-631-46815-6

NE: GT

ISSN 0938-331X
ISBN 3-631-46815-6

Printed in Germany 1 2 3 4 5 6 7

VORBEMERKUNGEN

Im Mittelpunkt dieses Übungsbuches steht die **Behandlung von Störungen des Lesens und des Schreibens**. Fast alle Sprachgestörten haben mehr oder weniger große Schwierigkeiten mit dem Lesen und dem Schreiben. Diese Schwierigkeiten sind auf die Störung des Sprachsystems zurückzuführen. Sie sind somit ein Bestandteil der Sprachstörung.

Schreibstörungen, die nur auf Bewegungsstörungen der Schreibhand zurückzuführen sind, gehören nicht hierzu. Allerdings haben viele Sprachgestörte aufgrund von Lähmungen diese Beeinträchtigung der Bewegungsfähigkeit als zusätzliches Problem. Manchmal liegt deshalb sogar eine vollständige Schreibunfähigkeit vor.

Dieses Übungsbuch schließt in seinem Aufbau und Inhalt an das 1992 auch in dieser Reihe erschienene Übungsbuch LINGUISTISCHE ÜBUNGEN FÜR SPRACHGESTÖRTE vom selben Autor an. Es ergänzt das darin enthaltene Übungsmaterial.

Ziel und Zweck dieses Buches ist es, dem sprachgestörten Patienten Übungsmaterial zugänglich zu machen, das zusammen mit einem Familienangehörigen oder mit einem Partner, zum Beispiel aus der Selbsthilfegruppe, bearbeitet werden kann.

Selbstverständlich können die Übungen auch vom klinisch tätigen oder niedergelassenen Fachmann in der Sprachtherapie verwendet werden. Die Übungen sind durchweg so entworfen, daß sie bei Bedarf durch die Zusammenstellung eigener Beispiele oder durch Zusatzaufgaben ergänzt und weitergeführt werden können.

Die Übungen sind hinsichtlich ihres Inhalts und ihres Schwierigkeitsgrades bewußt ganz unterschiedlich gestaltet. Leichte Übungen wechseln ab mit schwierigeren Übungen. Manche Übungen können mit geringem Zeitaufwand bearbeitet werden. Andere Übungen erfordern etwas mehr Geduld. Die Übungen können ganz nach Leistungsfähigkeit und Interesse des Sprachgestörten ausgewählt werden. Die Spannbreite der Übungen reicht vom einzelnen Buchstaben bis hin zur Kurzgeschichte. Ein übungsbezogenes Register am Ende des Buches erleichtert Ihnen die Auswahl der gewünschten Übungen.

Das Buch soll zum Durchblättern einladen. Mit der bunten Mischung von Papier- und Bleistiftübungen aller Schwierigkeitsgrade soll erreicht werden, daß die Übungen, bei allem gebotenen Ernst, auch ein wenig unterhaltsam sind. Es ist nicht nötig, eine bestimmte Reihenfolge bei der Auswahl der Übungen einzuhalten. Einige Regeln aber werden Ihnen den Umgang mit diesem Übungsbuch erleichtern.

1. Das Buch kann eine qualifizierte, linguistische Sprachtherapie nicht ersetzen. Es soll eine solche Therapie nur ergänzen. Es kann Ihnen auch helfen, Therapiepausen zu überbrücken. Und es soll Ihnen helfen, Ihren Leistungsstand zu erhalten und zu festigen.

2. Bearbeiten Sie die Übungen mit einem Partner. Ob dies ein Angehöriger ist, ein Freund oder ein Bekannter aus der Selbsthilfegruppe, spielt dabei keine Rolle. Sprechen Sie die Übungen gemeinsam mit Ihrem Partner durch. Lassen Sie sich bei Bedarf eine fertige Übung von einem Partner nachschauen.

3. Dieses Buch soll für jeden etwas bieten, egal ob schwer oder leicht sprachgestört. Sie werden Übungen finden, die für Sie zu schwierig sind; aber auch Übungen, die für Sie zu leicht sind.Wählen Sie deshalb Übungen aus, die Ihrem Leistungsstand entsprechen.

4. Arbeiten Sie regelmäßig und in Ruhe. Ein Vorteil dieses Übungsbuches besteht darin, daß Sie frei von Zeitdruck und Leistungsdruck damit arbeiten können. Wiederholen Sie auch einmal die eine oder andere Übung.

5. Alle Übungen in diesem Buch sind klinisch erprobt. Einige der Übungen sind auch von Betroffenen mitgestaltet worden. Ziel und Zweck dieses Buches ist es auch, das Übungsmaterial benutzerfreundlich anzubieten. Ich würde mich deshalb freuen, wenn Sie mir Ihre Kritik und Ihre Erfahrungen bei der Benutzung dieses Buches mitteilen würden

(Dr. Berthold Simons, Neurologische Klinik Bad Salzhausen, D-63667 Nidda).

6. Wenn Sie als Partner mit dem Sprachgestörten zusammen arbeiten, ob als Angehöriger, Freund oder Bekannter, machen Sie sich vorher mit der Übung, die sie gemeinsam bearbeiten wollen, vertraut.
Bitte halten Sie sich an die Hinweise und Aufgabenstellungen. Gehen Sie immer zuerst die Beispiele durch.

Bedenken Sie eines: Sprachtherapie ist keine Sprach*erziehung*! Es geht bei diesen Übungen nicht um "korrektes" Lesen oder Schreiben. Bei vielen Aufgaben gibt es mehrere richtige Lösungen. Und bei Sprachgestörten ist immer mit einer mehr oder weniger hohen Fehlerquote zu rechnen. Spielen Sie in solchen Situationen nicht den Lehrer Ihres Partners. Seine Schwierigkeiten sind weder auf mangelnden guten Willen zurückzuführen noch auf schlechtes "Lernen". Sie sind Ausdruck seiner Erkrankung.

Vermeiden Sie bei den Übungen "theoretische" Erklärungen. Setzen Sie lieber auf weitere Übungsbeispiele. Muten Sie Ihrem Partner keine Aufgaben zu, die ihn überfordern. Daß bei einer Aufgabe nicht alle Übungsbeispiele erfolgreich bearbeitet werden, ist nicht ungewöhnlich. Das gehört zum Störungsbild. Beharren Sie deshalb niemals auf der "korrekten" Lösung einer Aufgabe, wenn dies Ihrem Partner nicht gelingt. Wiederholen Sie die Übung lieber zu einem späteren Zeitpunkt. Wenn Sie Ihren Partner ständig überfordern, wird er die Lust und die Freude an diesen Übungen verlieren. Gerade dies ist ja nicht beabsichtigt.

Denken Sie deshalb daran: **Nicht jede Übung ist für jeden geeignet.**

Bei der Arbeit mit diesem Übungsbuch wünsche ich Ihnen und Ihrem Partner viel Erfolg.

INHALTSVERZEICHNIS

ALLER ANFANG IST SCHWER

Aus dem Lösungskasten am Ende der Übung ist eine passende Vorsilbe auszuwählen. Manchmal gibt es mehrere Möglichkeiten. Ihr sprachgestörter Partner soll die Vorsilbe schriftlich ergänzen. Als Zusatzaufgabe kann Ihr Partner Sätze bilden, in denen diese Wörter vorkommen. Bitte schreiben Sie die Sätze auf, und lesen Sie gemeinsam.

_____dauer	_____gabe
_____weg	_____schnitt
_____zug	_____tritt
_____schlag	_____trag
_____fahrt	_____sicht
_____nahme	_____trieb
_____zweigung	_____druck
_____schlag	_____sicht

_____gabe	_____sicht
_____schnitt	_____bruch
_____druck	_____stoß
_____trag	_____gabe
_____weg	_____fall

Ab-, Um-, Auf-, Zu-, An-,
Aus-, Vor-

WO FEHLTS?

Die Wortpaare unterscheiden sich nur in einem Buchstaben. Ihr sprachgestörter Partner soll den fehlenden Buchstaben schriftlich ergänzen.

H__se	H__se
H__nd	H__nd
St__lle	St__lle
G__ld	G__ld
K__ste	K__ste
T__nte	T__nte
__nkel	__nkel
M__nd	M__nd
M__st	M__st

R__st	R__st
L__st	L__st
__hr	__hr
St__rn	St__rn
W__nd	W__nd
W__rt	W__rt
L__ft	L__ft
Schl__ß	Schl__ß
K__ste	K__ste
H__gel	H__gel

KLARE VERHÄLTNISSE

Bitte lesen Sie mit Ihrem sprachgestörten Partner die folgenden Verhältniswörter gemeinsam durch. Dann stellen Sie ihm dazu eine Frage. Bilden Sie diese Frage selbst, so wie Sie es in den Beispielen sehen. Fragen Sie Ihren Partner nach einem der Wörter. Er soll es zeigen. Das Wort braucht nicht vorgelesen zu werden.

1. an.....auf.....aus.......Wo steht AUS?

2. von.....für.....vor.......Wo steht FÜR?

3. in.....an.....ab.......Wo steht AN?

4. für.....mit.....ohne.......Wo steht MIT?

5. vor.....am.....an

6. bei.....mit.....neben

7. vor.....von.....für

8. mit.....nach.....gegen

9. für .....vor.....von

10. in.....im.....ins

11. zum.....ins.....nach

12. ohne.....mit.....bei

13. bei.....bis.....zu

14. am.....an.....ab

15. von.....bis.....bei

16. an.....aus.....an.....mit

17. nach.....gegen.....mit.....zu

18. vor.....über.....auf.....an

19. gegen.....aus.....auf.....mit

RASEN ODER RA§EN?

Bitte lesen Sie sich die folgenden Wörter zusammen mit Ihrem sprachgestörten Partner gut durch. Was fällt ihm auf? Der Fehler soll gezeigt werden.

Brot

Lam9e

Ra§en

Salz

Bu#er

Vase

B%t

Ofen

Se$$el

Telef0n

Ke//er

()fen

1-1erd

Ka[ze

/-\bend

P{}st

KASSE UND KLASSE

In den folgenden Wörtern fehlt jeweils ein Buchstabe. Ihr sprachgestörter Partner soll ihn ergänzen.

K__sse, K__asse

G__s, G__as,

Sch__ck, Sch__eck

Sch__ß, Sch__uß

F__sch, F__ __isch

St__nd, St__and

St__ch, St__ich

Sch__ssel, Sch__üssel

St__hl, St__ahl

St__mpf, St__umpf

K__mpf, K__ampf

B__nd, B__and

K__mmer, K__ammer

T__sse, T__asse

B__ __t, B__ot

Sch__ß, Sch__oß

K__ter, K__ater

Sch__rz, Sch__erz

Sch__nd, Sch__und

K__mm, K__am

GENAU SPRECHEN - GENAU HÖREN

Der Aufbau dieser Übung ist etwas schwieriger. Bitte halten Sie sich genau an die Anweisung. Lesen Sie Ihrem sprachgestörten Partner den ersten Satz vor. Danach decken Sie den vorgelesenen Satz ab, so daß Ihr Partner ihn nicht sehen kann. Er soll dann aus mehreren angebotenen Möglichkeiten den Satz, den er gehört hat, auswählen und zeigen. Diese Möglichkeiten, aus denen er auswählen soll, lesen Sie ihm bitte nicht vor! Er darf sie sich nur anschauen und für sich lesen.

1. Er wird mein Freund.

Diesen Satz vorlesen und dann abdecken. Die Sätze a. bis d. liest sich Ihr Partner jetzt still für sich durch und trifft seine Wahl..

a. Hier ist mein Freund.
b. Er ist dein Freund.
c. Der Wirt ist mein Freund.
d. Er wird mein Freund.

Falls Ihr Partner falsch gewählt hat, geben Sie ihm eine zweite Chance. Falls er dann immer noch falsch wählt, decken Sie den oberen Satz auf und lassen ihn nach dem Augenschein entscheiden. Der Satz kann, aber braucht nicht vorgelesen zu werden.

2. Franz verkauft sein Auto.

a. Franz kauft ein Auto.
b. Franz kauft mein Auto.
c. Franz will ein Auto kaufen.
d. Franz verkauft sein Auto.

3. Der Wecker klingelt um acht.

a. Rebekka tingelt bei Nacht.
b. Der Wecker klingelt um acht.
c. Der Wecker bimmelt mitten in der Nacht.
d. Um acht stehe ich auf.

4. Mein Nachbar baut sich hier ein Haus.

a. Mein Nachbar baut sich hier ein Haus.
b. Mein Nachbar holt seine Braut nach Haus.
c. Mein Nachbar braut sein Bier zuhaus.
d. Mein Nachbar trinkt sein Bier zuhaus.

5. So geht das aber nicht!

a. So geht das wirklich nicht!
b. Das geht so nicht!
c. So geht das aber nicht!
d. So gehe ich aber nicht!

6. Der Junge bietet seinen Sitzplatz an.

a. Die alte Dame setzt sich hin.
b. Der Junge bietet seinen Sitzplatz danke.
c. Der Junge bietet seinen Sitzplatz an.
d. Dem Jungen bietet man einen Sitzplatz an.

7. Der Dieb bricht die Kasse auf.

a. Der Dieb kriegt die Kasse nicht auf.
b. Der Dieb bricht die Kasse aus.
c. Der Dieb bricht die Kasse auf.
d. Der Dieb bricht die Klasse auf.

8. Peter sucht sein Taschentuch.

a. Sucht Peter sein Taschentuch?
b. Peter liest ein Taschenbuch.
c. Peter sucht sein Taschentuch.
d. Peter bucht einen raschen Flug.

9. Das Mädchen zwinkert mit dem Auge.

a. Das Mädchen blinzelt mit dem Auge.
b. Das Mädchen zwinkert mit dem Auge.
c. Das Mädchen fingert in ihrem Auge.
d. Das Mädchen winkt vor meinen Augen.

10. Kollege kommt gleich.

a. Kollege kommt leicht.
b. Kollege kommt bald.
c. Kollege ist unterwegs.
d. Kollege kommt gleich.

11. Paula bestellt ein Glas Milch.

a. Paul bestellt ein Glas Pils.
b. Paula bestellt ein Glas Pils.
c. Paula bestellt ein Glas Milch.
d. Paula stellt ein Glas hin.

12. Mein Freund kommt uns morgen besuchen.

a. Mein Freund kommt morgen zum Kuchen.
b. Mein Freund kommt morgen zu Besuch.
c. Meine Freunde wollen uns auch mal besuchen.
d. Mein Freund kommt uns morgen besuchen.

13. In dem Unfallauto waren vier Leute.

a. In dem Unfallauto warten vier Leute.
b. In dem Unfallauto waren vier Leute.
c. Mit dem Unfallauto fahren wir heute.
d. In dem Unglücksauto waren vier Leute.

14. Der Mann klaut sich ein Auto.

a. Der Mann baut sich ein Auto.
b. Der Mann raubt sich ein Auto.
c. Der Mann klaut mir mein Auto.
d. Der Mann klaut sich ein Auto.

15. Der Fuchs verfolgt das Reh.

a. Der Fuchs verfolgt das Reh im Schnee.
b. Der Fuchs verfolgt das Reh.
c. Der Dachs verfolgt das Reh.
d. Der Jäger folgt dem Reh.

16. Das Essen kommt zu Mittag.

a. Zu essen gibts heut Mittag.
b. Das Essen kommt zu Mittag.
c. Das Mittagessen kommt um zwölf.
d. Vor Mittag gibts heut nichts zu essen.

17. Wir pflücken die Pflaumen.

a. Wir drücken die Daumen.
b. Wir pflücken die Pflaumen.
c. Wir verdrücken die Pflaumen.
d. Wir pflücken keine Pflaumen.

18. Peter ist groß und stark.

a. Peter ißt Brot und Quark.
b. Peter ist froh und stark.
c. Peter ist groß und blond.
d. Peter ist groß und stark.

DER HUND, DER FINGER, DIE HAND

Ihr sprachgestörter Partner soll aus den folgenden Wortgruppen ein Wort heraussuchen. Dabei soll er die Wörter möglichst nicht laut vorlesen, sondern nur still für sich durchlesen und dann das richtige Wort zeigen. Geben Sie ihm als Auftrag "Zeig mal xxx", oder "Wo steht xxx". Diese Übung können Sie ohne weiteres wiederholen und dabei für Ihren Partner andere Wörter auswählen. Es ist anzunehmen, daß Ihr Partner nicht immer die richtige Lösung findet!

1. Wo steht HAND?

Hund   Finger   Hand

2. Wo steht HAUS?

Maus   Haus   Heim

3. Wo steht WIND?

Wind   Sand   Wand

4. Bitte wählen Sie nun selber ein Wort aus, das Ihr Partner zeigen soll.

Durst   Prost   Wurst

5. Woche   Küche   Koch

6. Lampe Licht Rampe

7. Lumpen Lappen Lippen

8. Nest Rest Test

9. Lupe Hupe Tube

10. Rüpel Dübel Lümmel

11. Schoß Schloß Schluß

12. Hose Dose Rose

13. Kino Kanu Konto

14. Katze Kater Köter

15. Kuss Kasse Kissen

16. Kanne Tanne Tonne

17. Tracht Pracht Fracht

18. Loch Koch Woche

19. Wäsche Wisch Wunsch

20. Pose Post Posse

21. Regen Degen Segen

22. Glas Gas Gast

23. Socke Rock Stock

24. Bar Zar Narr

25. Mund Mond Mord

26. Wunde Wunder Wende

27. Pfund Pfand Pfanne

28. Dach Bach Buch

29. Schach Schlacht Schlag

30. Schenkel Enkel Senkel

31. Ferien Urlaub Freizeit

32. Puppe Suppe Kuppe

33. Vase Fass Fuss

34. Uhr Ohr Ahr

35. Baum Raum Zimmer

36. Flasche Tasche Pulle

37. Tante Tinte Tunte

38. Hof Huf Haff

39. Koffer Käfer Kaff

40. Plane Panne Plan

41. Apfel Apfelsine Orange

42. Heizung Ofen Hitze

43. Blatt Brett Baum

44. Wild Wald Welt

45. Wirt Wort Wert

46. Ferkel Forke Schweinchen

47. Forst First Fürst

48. Deckel Dackel Pudel

49. Glocke Gockel Hahn

50. Lücke Lack Locken

51. Nadel Nagel Nudel

52. Pappe Papier Pappel

53. Nase Name Mund

54. Nebel Regen Nabel

55. Gruß Kuß Guß

56. Kunde Käufer Wunde

57. Dame Daumen Daunen

58. Tasche Tasse Taxe

59. Auto Auge Wagen

60. Feuer Efeu Ofen

SCHON GEHÖRT?

Lesen Sie Ihrem sprachgestörten Partner eine der kurzen Redewendungen aus jeder Aufgabe vor. Er soll die vorgelesene herausfinden und zeigen. Geben Sie ihm die Anweisung "Zeig mal xxx!" oder fragen Sie "Wo steht xxx?". Diese Übung können Sie bei mehrmaliger Wiederholung variieren.

Laß das!	Mach das!	Ist was?

Komm her!	Sieh her!	Geh weg!

Licht aus!	Ruhe hier!	Laß das!

Raus hier!	Hier herum!	Rein hier!

Komm doch! Geh doch! Bleib noch!

Sieh mal! Ist egal! Komm mal!

Hallo, Sie da! He, du da!
Hallo, keiner da?

Wer ist da? Wo bist du? Bist du es?

Wie geht's? Wie kommt's?
Wie steht's?

Ich bin es! Du bist es. Ich komme!

Laß los! Gehts gleich los? Nichts los!

Komm rein! Hau rein! Rein mit dir!

13. Jetzt nicht! Hetz nicht! Bloß nicht!

Schluß damit! Her damit! Weg damit!

Ohne mich! Ich nicht! Lohnt sich nicht!

16. Mehr Licht! Mehr nicht? Nicht sehr!

17. Na sowas! Nicht doch! Also sowas!

ALLES ABKRZN.

Bitte lesen Sie die folgenden Abkürzungen zusammen mit Ihrem sprachgestörten Partner durch. Er soll ein Stichwort zur Bedeutung angeben.

1. PKW **Auto**

2. usw. ___________

3. I.N.R.I. ___________

4. Dr. ___________

5. LKW ___________

6. AG ___________

7. MdB ___________

8. Dipl. ___________

9. UKW ___________

10. NATO ______________

11. WC ______________

12. BGB ______________

13. USA ______________

14. EKG ______________

15. BB ______________

16. ABC ______________

17. BAB ______________

18. E 605 ______________

LESEN ODER SCHREIBEN

Welches der beiden Tätigkeitswörter paßt zu dem Hauptwort? Das passende Wort ist anzukreuzen. Bitte führen Sie Ihren sprachgestörten Partner so in jede Aufgabe ein: "Was paßt zu BUCH? Das oder das?" Dabei zeigen Sie die beiden zur Auswahl stehenden Tätigkeitswörter. Lesen Sie die Tätigkeitswörter zunächst nicht vor.

1. Buch: O lesen O schreiben

2. Musik: O sehen O hören

3. Tee: O trinken O essen

4. Bett: O stehen O liegen

5. Stuhl: O sitzen O stehen

6. Herd: O kochen O kühlen

7. Flugzeug: O fahren O fliegen

8. Kohlen: O lüften O heizen

GROSS ODER KLEIN

Welches Eigenschaftswort paßt zu dem Hauptwort? Die richtige Lösung ist anzukreuzen. Bitte halten Sie sich an die Aufgabenstellung der vorhergehenden Aufgabe.

1. Floh: O groß O klein

2. Badewasser: O warm O kalt

3. Streichholz: O kurz O lang

4. Zucker: O sauer O süß

5. Auto: O billig O teuer

6. Diebe: O laut O leise

7. Nacht: O dunkel O hell

8. Kinder: O frech O brav

9. Schüler: O faul O fleißig

SILBEN ZUM RÄTSELN

Manche Wörter in den folgenden Sätzen sind unvollständig. Eine Silbe fehlt. Aus den untenstehenden Endungssilben ist die passende auszuwählen und in die fraglichen Wörter einzusetzen. Jeweils eine Silbe ist unbrauchbar.

1. D__ Kind___ spiel___ mit d__ Auto_.
-s, -en, -ie, -en, -er, -as

2. D__ Leute hab__ mein schön__ Auto verkratz_.
-en, -es, -t, -er, -ie.

3. Bös_ Hund_ soll__ an d__ Leine bleib__.
-en, -e, -er, -en, -er, -e.

4. Eigen__ Herd ist Gold__ wert.
-e, es, -er.

5. Klein_ Kind__ müss__ in d__ Schule lern__.
-as, -er, -e, -en, -er, -en.

6. Viel_ Leute mach__ sonntag_ ein__ Ausflug.
-en, -es, -s, -e, -en.

7. Im Herbst flieg__ all_ Schwalbe_ in d__ Süd__.
-en, -e, -n, -t, -en, -en.

8. Komm__ Sie bitte mal zu mi_!
-ch, -en, -r

9. Paula pfleg_ ihr_ schön__, blond__ Haar_ jed__ Tag.
-e, -e, -en, -t, -er, -en, -en.

10. Die Liebling_ d__ Publikum_ geb__ im Fernsehen viel_ Wunschkonzert_.
-en, -er, -s, -e, -e, -es, -e.

11. D__ klein_ Lok rumpel_ über d__ Schiene_.
-e, -er, -t, -ie, -ie, -n

12. D__ Arbeiter komm__ bald von d__ Schicht.
-as, -ie, -en, -er.

13. Rohr_ verleg__ ist kein leicht__ Job.
-t, -er, -e, en.

14. Peter_ Parties hab__ kein__ recht__ Schwung.
-t, -en, - en, -en , -s.

15. Du kann__ d__ Auto_ heute abend abhol__ lass__.
-en, -en, -ie, -s, -as, -st.

16. D__ Leute, d__ du gleich vom Bahnhof abhol__, wart__ am Blumenstand.
-en, -st, -em, -ie, -ie.

17. Bruder und Schwester geh__ gemeinsam spazier__.
-en, -t, -en.

18. D__ Mann spiel_ Fußball.
-ie, -t, -er.

19. D__ Katze_ woll__ mit d__ Wollknäul spiel__.
-n, -en, -em, -ie, -en.

20. Brille_ muß man oft putz__.
-en, -n, -er.

21. Ich geb_ d__ Sachbearbeiter d__ Akte_.
-ie, -em, -n, -es, -e.

22. Wenn d__ klapp_, fress_ ich ein__ Besen.
-t, -as,-ie, -e, -en

23. Frau Meier kauf_ sich für d__ Winter ein__ warm__ Mantel.
-en, -en, -en, -t, -en.

24. D__ Kollege_ klopf__ d__ neu_ Mitarbeiter__ ab.
-in, -en, -er, -e, -ie, -n, -ie.

25. Monika ist Globetrotter__ und reis_ durch viel_ Länd__.
-er, -in, -t, -es, -e.

26. Du glaub__ wohl, du kann__ d__ alles erlaub__.
-es, -st, -ir, -en, -st.

27. Will__ du heute abend zu mi_ komm__?
-st, -en, -r, -t.

28. Will__ du mi__ heute abend besuch__?
-en, -es, -st, -ch.

29. D__ Telefon klingel_ seit Stunde_, ohne daß sich ein__ melde_.
-t, -n, -es, -er, -as, -t.

KOMMISSAR FUCHS UND DAS VERPATZTE WOCHENENDE

Die folgende Geschichte mit Kommissar Fuchs ist gemeinsam von mehreren Sprachgestörten verfaßt worden. Lesen Sie die Geschichte zusammen mit ihrem sprachgestörten Partner. Zur seiner besseren Übersicht finden Sie einen Satz oder einen Sinnabschnitt pro Zeile. Ihr Partner soll die Geschichte mündlich nacherzählen. Vielleicht auch nur in Stichworten. Gehen Sie dabei zuerst Kapitelchen für Kapitelchen vorwärts. Wenn möglich ist eine schriftliche, kurze Zusammenfassung zu machen. Überlegen Sie einmal gemeinsam, wie Sie die Geschichte geschrieben hätten. Versuchen Sie, mit einer Gruppe von Bekannten eine ähnliche Geschichte nach Ihren Ideen zusammenzustellen.

1. Kommissar Fuchs war ein erfahrener Kriminalist.
Sein "Riecher" für Verdächtiges und Ungewöhnliches
war in 27 Dienstjahren geschärft worden.
An diesem Wochenende wollte er sich ausruhen.
Er saß auf der Terrasse seines kleinen Hauses und las.
Ab und zu schaute er umher.
Sein Blick fiel dabei auf das gegenüberliegende Haus.
Nebenbei bemerkte er,
daß der Lieferwagen einer großen Möbelfirma
vor dem Haus hielt.
Drei Männer stiegen aus.
Aber sie fielen ihm nicht besonders auf.

2. Die Männer stehen vor dem Haus und klingeln.
Die Tür wird geöffnet.
Die Männer gehen in das Haus rein.

Sie drohen den Leuten mit der Pistole.
Das Ehepaar Schröder, das dort wohnt,
ist sehr erschrocken.
Die Männer wollen die antiken Möbel rausholen.
Herr Schröder hat die Möbel von seinen Eltern geerbt.
Der Wert beläuft sich auf 100.000 Mark.
Die Männer fesseln das Ehepaar an einen Stuhl,
damit sie nicht telefonieren können.
Der Sohn hat aus dem Obergeschoß gehört,
was passiert ist.
Er ruft die Polizei an und meldet den Vorfall.
Unterdessen räumen die Diebe die Möbel raus.

3. Kommissar Fuchs sieht,
daß die Männer die Möbel aus dem Haus raus räumen.
Das kommt ihm langsam spanisch vor.
Er will doch lieber einmal nachschauen.
Er geht in das Haus rein.
Er sieht die Männer kommen und fragt, was los ist.
"Familie Schröder zieht heute um" lautet die Antwort.
Kommissar Fuchs stutzt.
Er denkt, davon weiß ich ja gar nichts.
Dabei bin ich mit Schröders gut bekannt.
Er erinnert sich an einen ähnlichen Überfall.
Das war vor einem Monat nur 10 km entfernt.
Er fragt, wo das Ehepaar Schröder ist.
Darauf geben ihm die Männer keine Auskunft.
Die Polizei wollte in der Zwischenzeit
mehrere Autos losschicken.
Aber die Autos springen nicht an,

weil die Einbrecher sie vorher beschädigt hatten.

4. Die Polizisten leihen sich ein Motorrad
in der Nachbarschaft.
Damit fahren sie zum Tatort.
Die Türen sind verschlossen.
Sie schlagen eine Scheibe ein.
Die Diebe sind geflüchtet.
Kommissar Fuchs wird von den Polizisten aufgefunden.
Die Diebe haben ihn gefesselt und geknebelt.
Zuerst wird er befreit.
Dann berichtet Kommissar Fuchs,
daß die Diebe unterwegs zum Nachbarort sind.
Dort wollen sie die Beute abladen.
Die Polizisten fahren hinterher.
Kommissar Fuchs muß sich erst einmal erholen
von dem Schreck.
Die Polizisten fahren die Straße entlang,
holen den LKW ein und verfolgen ihn.
Sie wollen den Treffpunkt der Männer finden.
Beim Aussteigen werden die Männer festgenommen.
Die Beute wird sichergestellt.
Kommissar Fuchs ist wieder zu Hause.
Als er die Nachricht bekommt,
daß die Diebe festgenommen sind,
fühlt er sich gleich wohler.
Vielleicht hat er doch noch ein schönes Wochenende.

ZUHAUSE ISTS AM SCHÖNSTEN

Lesen Sie die folgende Geschichte zusammen mit Ihrem sprachgestörten Partner. Er soll die Geschichte anschließend mündlich nacherzählen. Vielleicht auch nur in Stichworten. Gehen Sie zuerst abschnittweise vor. Versuchen Sie, sich einmal eine ähnliche Geschichte zu überlegen. Vielleicht können Sie sich an ein solches Erlebnis erinnern.

Bei Familie Schröder herrscht große Aufregung.
Der Anlaß dafür ist der Sommerurlaub.
Jeder will woanders hin.
Die Kinder wollen zum Schwimmen ans Meer.
Frau Schröder möchte in die Berge zum Wandern.
Herr Schröder möchte am liebsten an einem See angeln.
Es gibt ein langes Hin und Her.
Die Schröders beschließen,
ein Ferienhaus bei Meran zu mieten.
Dort kann man wandern, schwimmen und angeln.

Aber die ersten Tage sind langweilig.
Frau Schröder überredet ihren Mann und die Kinder,
gemeinsam in den Bergen zu wandern.
Herr Schröder will unterwegs an einem Bergsee
Forellen fürs Mittagessen fangen.
Als kein Fisch anbeißt,
gibt es lange Gesichter.

Auf dem Rückweg sind alle ärgerlich.
Die Kinder mosern.

Mit einem Riesenhunger geht es ins nächste Lokal.
Dort schlagen sich alle die Bäuche voll.
Auf dem Rückweg stellt Herr Schröder fest,
er hat seine Angelausrüstung im Lokal vergessen.
Er geht in die nächste Telefonzelle.
Von dort ruft er im Lokal an.
Aber dort ist sie nicht mehr zu finden.
Jemand hat sie gestohlen.

Die Schröders gehen zur Polizei.
Aber die Polizisten sprechen kein deutsch,
und die Schröders kein italienisch.
Zum Glück kann ihnen ein anderer Urlauber helfen.

Tags darauf schon wieder eine böse Überraschung.
Vom Einkauf zurück
stellt Frau Schröder fest,
daß ein Taschendieb ihr ganzes Geld gestohlen hat.
Was nun?
Die Schröders werden jetzt richtig wütend.
Sie wollen heim fahren.
Zuerst melden sie den Diebstahl bei der Polizei.
Dann geht Herr Schröder zur Bank.
Zum Glück hat er seine Kreditkarte dabei.
Er hebt Geld für die Heimfahrt ab.

Daheim ist strahlender Sonnenschein.
Sie beschließen, ihren Resturlaub
an einem See in der Nähe zu verbringen.
Die Kinder gehen schwimmen.

Herr Schröder kann mit seinen Freunden angeln.
Frau Schröder macht mit ihrer Freundin
kleine Tagesausflüge zu Fuß.
Und das Wetter spielt auch mit.
Endlich sind alle zufrieden.

DEUTSCHE SPRACHE - SCHWERE SPRACHE

Lesen Sie Ihrem sprachgestörten Partner die folgenden Formen der Tätigkeitswörter vor. Fragen Sie ihn: "Wie heißt es richtig?" Er soll die richtige Form zeigen. Wenn möglich, liest er die richtige Form vor. Oder lesen Sie sie gemeinsam.

1. ich dürfe, **ich darf**, ich darfe

2. du nehmst, du nimmst, du nammst

3. du gebest, du gibest, du gibst

4. ich kann, ich könne, ich kanne

5. du wiltest, du wollst, du willst

6. ich träge, ich trage, ich träg

7. du hülfst, du helfst, du hilfst

8. du stehlst, du stiehlst, du stohlst

9. du werfst, du werfest, du wirfst

10. du essest, du issest, du ißt

11. du fragst, du frägst, du frugst

12. du ladest, du lädst, du ladst

13. ich stoße, ich stöße, ich stuße

14. du kömmst, du kommest, du kommst

15. ich bäcke, ich backe, ich bäckere

EINE NEUE GROBIANE

Welcher Satz ist richtig? Welcher Satz ist falsch? Die richtigen Sätze sind anzukreuzen.

1. Fürs Wohnzimmerfenster kaufen wir eine neue Gardine. 0

2. Mit 18 müssen alle Männer zum Millionär. 0

3. In Ägypten besichtigen wir die Pyramiden. 0

4. Der Kanzler empfängt die Gäste im Außenministorium. 0

5. Pauls Fieber messen wir mit dem Fieberthermostat. 0

6. Paul preßt sich eine Apfelsine aus. 0

7. In Australien lebt das Känguhuhn. 0

8. Paul kauft sich einen Papagei. 0

9. Ich interessiere mich nicht für Poloptik. 0

10. Fürs Wohnzimmer suche ich eine neue Trapeze aus. 0

11. Mit 18 müssen alle Männer zum Militär. 0

12. Der Vogel sitzt in seiner Baliere. 0

13. Der Kanzler empfängt die Gäste im Außenministerium.

14. Wir messen Pauls Fieber mit dem Fieberthermometer. 0

15. Fürs Wohnzimmerfenster kaufen wir uns eine neue Gabardine. 0

16. Herr Müller ist Diplom Ingenieur. 0

17. In Australien lebt das Kanguruh. 0

18. Paul kauft sich einen Kakagei. 0

19. Ich interessiere mich nicht für Politik. 0

20. Fürs Wohnzimmer suchen wir eine neue Tapete aus. 0

21. In Ägypten besichtigen wir die Pyradinen. 0

22. Der Vogel sitzt in seiner Voliere. 0

23. Herr Müller ist Dipling Ingenieur. 0

24. Paul preßt sich eine Valensine aus. 0

NUR EIN BUCHSTÄBCHEN

In den folgenden Wörtern fehlt jeweils die erste Silbe. Einer Silbe entspricht hier genau ein Buchstabe. Dieser Buchstaben ist einzusetzen (A, E, I, O, U, Ö, Ü).

__meisen

__fen

__gel

__fer

__bel

__sel

__bend

__del

__horn

__se

__per

__hu

__fo

__zon

__pal

__bung

DER MIẞGLÜCKTE AUTOKAUF

Eine Geschichte zum Vorlesen, Lesen und Nacherzählen. Halten Sie sich hinsichtlich der Aufgabenstellung an die vorhergehenden Kurzgeschichten.

Die Schmidts wollen ein neues Auto kaufen.
Sie gehen zum Autohändler.
Diesmal soll es ein großes Auto sein.
Es darf auch etwas mehr kosten.
Wichtig ist die Qualität und der gute Service.
Herr Schmidt spricht mit dem Verkäufer.
Die anderen gucken sich die Autos an.
Der Verkäufer erklärt Herrn Schmidt alles,
was er wissen will.
Die Technik interessiert Herrn Schmidt besonders.
Später im Büro wird die Finanzierung besprochen.
Herr Schmidt erkundigt sich
nach einer günstigen Autoversicherung.
Der Verkäufer ist ihm gern behilflich.

Der kleine Sohn der Familie Schmidt,
er heißt Joachim und ist fünf Jahre alt,
sieht sich unterdessen die Autos an.
Aus Jux setzt er sich in einen Kofferraum
und zieht den Deckel herunter.
Plötzlich wird der Deckel zugeschlagen.
Jemand steigt ins Auto ein, startet, stellt das Radio laut,
und fährt los.

Joachim kriegt es mit der Angst zu tun.
Er verhält sich mucksmäuschenstill.

Nach einiger Zeit suchen die Eltern ihren Sohn.
Sie suchen im Verkaufsraum, auf dem Hof,
in der Werkstatt und auf der Straße.
Er ist nirgendwo zu finden.
Sie fragen die Verkäufer und die anderen Kunden.
Keiner hat ihn gesehen.

Inzwischen fährt Joachim durch die Stadt.
Er sitzt im Kofferaum.
Vor lauter Angst verhält er sich ruhig.

Mittlerweile ist die Polizei verständigt.
Die Polizisten kommen zu dem Autohändler.
Frau Schmidt gibt eine Personenbeschreibung.
Ein Foto hat sie auch dabei.
Es ist aber nicht mehr neu.
Die Polizisten suchen zuerst die nähere Umgebung ab.

Der Fahrer des Autos,
in dem Joachim sitzt,
hält an,
stellt zuerst das Radio aus,
dann den Motor.
Er ist Autoverkäufer.
Er will gerade einen Kunden besuchen
und ihm den Wagen vorführen.
Joachim hat er nicht bemerkt.

Beim Aussteigen hört er den Jungen weinen.
Erstaunt sieht er sich um.
Es kommt aus dem Kofferraum.
Er öffnet den Kofferraum
und findet den kleinen Joachim.
Der Verkäufer beruhigt den Jungen
und fragt dann,
wie Joachim dort hinein gekommen ist.
Das ist schnell erklärt.
Der Verkäufer klingelt bei seinem Kunden
und verschiebt die Autovorführung.
Erstmal fährt er zurück in die Firma.

Die Eltern und die Polizei sind immer noch auf Suche.
Als Joachim mit dem Verkäufer auftaucht,
wird sofort die Polizei verständigt.
Über Funk geht die Meldung weiter
an die Einsatzwagen.
Herr und Frau Schmidt sitzen in einem der Wagen.
Der Polizist fährt mit ihnen zum Autohändler.
Glücklich schließen sie ihr Kind in die Arme.
Jetzt geht es erst einmal nach Hause.
Vom Auto kaufen wollen sie heute nichts mehr wissen.

F - W - V

Bei den folgenden Wörtern fehlt der Anfangsbuchstabe. Er ist zu ergänzen. Entweder F, W oder V. Manchmal gibt es zwei Möglichkeiten.

_asser	_illa	_att
_aß	_elle	_ett
_ase	_olle	_etter
_ohlen	_lies	_etter
_ahl	_liege	_ink
_agen	_locke	_inkel
_oge	_rack	_olk
_ogel	_lak	_olke
_alle	_rage	_ieh

WÖRTER AUF -EL

Die folgenden Wörter enden alle auf *-el*. Sie sind zu vervollständigen. Jeder Strich steht für genau einen fehlenden Buchstaben.

V **o** **g** el	N_ _el	H_ _ _el
N_ _el	H_ _el	H_ _ _el
R_ _el	G_ _ _el	H_ _ _el
S_ _el	R_ _ _el	F_ _ _el
N_ _el	S_ _ _el	F_ _ _el
M_ _ _el	F_ _ _el	R_ _el
M_ _ _el	H_ _el	R_ _el
H_ _el	L_ _ _el	N_ _el
H_ _el	S_ _ _el	D_ _el

HA, AH, UH, ESS

Aus den folgenden Buchstaben sind Wörter zusammenzusetzen. Lesen Sie Ihrem sprachgestörten Partner die Buchstaben einzeln in der angegebenen Reihenfolge vor. Ihr Partner soll sie im Kopf zu einem Wort zusammensetzen. Er kann das Wort sagen, aber auch hinschreiben. Wiederholen Sie die Buchstaben nach Bedarf. Wenn eine Aufgabe nicht gelingt, gehen Sie zur nächsten.

1. H, A, U, S

Sie buchstabieren Ihrem Partner HA, AH, UH, ESS. Ihr Partner soll dann das Wort HAUS sagen oder auf ein Blatt schreiben.

2. M, A, U, S

3. L, A, U, S

4. P, A, U, S, E

5. D, O, S, E

6. R, O, S, E

7. H, O, S, E

Führen Sie diese Übung mit den Wörtern und Wortgruppen der folgenden Liste weiter. Wenn bestimmte Wörter für Ihren Angehörigen zu lang sind, lassen Sie sie aus. Stellen Sie bei Bedarf eigenes Übungsmaterial nach diesem Strickmuster zusammen.

8. Nest, Netz

9. Rast, Rest, Rost

10. Baum, Raum, Schaum, Pflaume, Daumen

11. Nase, Vase

12. Gas, Glas, Gras, Gast

13. Schau, Stau, Sau

14. Spiel, Spaß, Sport

15. Wind, Wand

16. Luft, Duft

17. Mund, Mond

18. Land, Linde

19. Wut, Mut

20. Buch, Tuch

L ODER R

In den folgenden Wörtern fehlen Buchstaben. Sie sind zu ergänzen. Entweder L oder R. Manchmal haben Sie beide Möglichkeiten.

G__as	_ocken	F__eund
G__uß	F__ocken	F__eck
G__eis	G__anz	B__ick
G__ück	F__itter	B__ille
K__ücke	K__one	B__ase
B__ücke	T__og	B__asse
B__ock	F__ug	K__eid
G__ocke	F__age	K__eide
__ock	F__agge	K__eie

SO EIN DURCHEINANDER

Die Buchstaben der folgenden Wörter sind bunt durcheinander geschüttelt. Finden Sie das richtige Wort, indem Sie die Buchstaben umstellen.

1. Reso **Rose**

2. Nesa ____________

3. Seha ____________

4. Ohse ____________

5. Libd ____________

6. Neib ____________

7. Dawn ____________

8. Dalw ____________

9. Lewt ____________

10. Fult ____________

11. Legd ____________

12. Dolg ____________

13. Feno ____________

14. Krob ____________

15. Greb ____________

16. Legov ______________

17. Glane ______________

18. Blene ______________

19. Grene ______________

20. Glahe ______________

21. Hulst ______________

22. Pefal ______________

23. Schit ______________

24. Natte ______________

25. Nitte ______________

26. Pfnok ______________

27. Halpf ______________

28. Redel ______________

29. Duler ______________

30. Dupel ______________

31. Neibe ______________

FEUER IM SÄGEWERK

Wieder eine Geschichte zum Lesen und Vorlesen. Lesen Sie die Geschichte Ihrem sprachgestörten Angehörigen vor, oder lesen Sie sie gemeinsam mit ihm. Lassen Sie ihn anschließend die Geschichte nacherzählen oder schriftlich zusammenfassen, falls er dazu in der Lage ist. Gehen Sie bei Bedarf kapitelchenweise vor. Wenn Ihr Partner schwerer sprachgestört ist, reicht auch eine Wiedergabe in Stichworten. Zusatzaufgabe: Manches von dem, was die beteiligten Personen berichten, bleibt unklar. Bitte fassen Sie einmal zusammen, welche Ungereimtheiten Ihnen an den Aussagen auffallen.

1. Im Sägewerk einer Kleinstadt
ist nachts Feuer ausgebrochen.
Die Feuerwehr wird erst spät alarmiert.
Der Nachtwächter hat nicht gut aufgepaßt,
weil er im Fernsehen Fußball geguckt hat.
Die Feuerwehr braucht bis zum frühen Morgen,
um den Brand zu löschen.
Die Polizei findet verdächtige Spuren.
Brandstiftung wird vermutet.

2. Peter Hurtig ist Reporter beim Kreisblatt.
Er will mehr über die Sache herausfinden.
Zuerst spricht er mit dem Nachtwächter.

"Haben Sie denn nicht gemerkt,
daß es gebrannt hat?"
"Ich habe am Fernsehen gesessen.
Weil ich Nachtdienst hatte, war lauter gestellt.
Ich habe ab und zu Geräusche gehört.

Aber ich habe mir nichts dabei gedacht.
Wir haben ja oft Katzen oder Mäuse auf dem Gelände.
Dann habe ich gemerkt,
es riecht hier so komisch.
Ich raus, und da habe ich das Feuer gesehen."

"Haben Sie die Polizei angerufen?"
"Nein, die Feuerwehr.
Die Polizei wird ja dann auch benachrichtigt."

"Die sind dann also gekommen?"
"Ja. Die Löscharbeiten waren schwierig.
Und ich stehe jetzt dumm da.
Alle wollen, daß ich aufpasse,
und alles sofort melde.
Ausgerechnet jetzt ging es daneben."

"Wissen Sie etwas von der Brandstiftung?"
"Brandstiftung hin und her.
Man hat wohl einen Kanister gefunden.
Da war noch Benzin drin.
Vielleicht ist das Holz damit angezündet worden."

3. Danach geht Peter Hurtig zur Feuerwache.
Er spricht mit einem Feuerwehrmann.

"Was ist Ihnen an der Brandstelle aufgefallen?"
"Das Holz hat halt gebrannt,
und wir haben es gelöscht."

"Was ist genau verbrannt?"
Na, das Holz, und die Halle auch.
Zur Zeit wird das Gelände noch aufgeräumt."
"Wie hoch ist der Sachschaden?"
"Der Sachschaden beläuft sich auf 100.000 Mark, geschätzt natürlich."

"Welche Meinung haben Sie: War es Brandstiftung?"
"Ja."

"Sind Sie da sicher?"
"Ein Zeuge ist doch gefunden worden. Herr Schmidt.
Er wohnt gleich in der Nähe der Brandstelle."

"Das ist ja interessant. Wer ist dieser Herr Schmidt?"
"Herr Schmidt ist Bauarbeiter.
Er hat in der Nacht seinen Hund ausgeführt.
Dabei hat er den Täter gesehen.
Herr Schmidt hat sich bei der Polizei gemeldet.
Dort hat er schon eine Aussage gemacht.

4. Danach spricht Peter Hurtig mit Herrn Schmidt.

"Herr Schmidt, was haben Sie gesehen?"
"Also, ich habe meinen Hund ausgeführt,
bin da unten am Zaun vorbei,
der Hund hat gepinkelt,
da sehe ich ein helles Licht und Feuerschein.
Da bin ich zum Nachtwächter gegangen.
Der ist doch mein Freund.

Der saß vorm Fernseher und guckte.
"Hör mal, Ewald", habe ich gesagt.
"Merkst du nicht, was los ist.
Dahinten brennt es doch."

"Haben Sie den Mann gesehen?"
"Nicht genau. Ein junger oder mittelalter Mann.
So um die 30 muß er wohl gewesen sein.
Groß war er.
Er hat Benzin oder Spiritus ausgekippt.
Auf das Holz drauf."

"Warum haben Sie denn nicht gerufen?"
"Das war doch zu weit weg.
Dazwischen war auch der Zaun und die Hecke.
Ich habe meinen Hund gerufen.
Das hat der Mann vielleicht gehört.
Da ist er nämlich weg."

5. Zum Schluß spricht Peter Hurtig mit der Polizei.

"Hat die Polizei schon etwas festgestellt?"
"Wir haben zuerst die Zeugen befragt.
Eine Personenbeschreibung liegt auch schon vor."

"Haben Sie Spuren am Brandort gefunden?"
"Jawohl. Der Täter hat sein Portemonnaie verloren.
Der Personalausweis steckte drin."

"Dann ist ja eine Festnahme möglich!"

"Der Täter ist noch flüchtig.
Seine Wohnung steht unter Beobachtung.
Wir wollen ihn in Sicherheit wiegen.
Wahrscheinlich vermutet er,
daß sein Ausweis mitverbrannt ist.
Deshalb wird er bald in seine Wohnung zurückkehren.
Unsere Leute halten sich bereit,
ihn zu empfangen.
Sein Name wird vorerst nicht bekannt gegeben."

6. Peter Hurtig geht zurück ins Büro.
Er überlegt.
Die Geschichte des Nachtwächters
kommt ihm nicht geheuer vor.
Der hat von Herrn Schmidt gar nichts erzählt.
Angeblich sind die beiden doch befreundet.
Auch die Methoden der Polizei gefallen ihm nicht.
Ein Fahndungsfoto in der Zeitung:
Das wäre nach seinem Geschmack.
Und das einzig Richtige.
Aber die Polizei möchte Aufsehen vermeiden.
Er ärgert sich schwarz.
Weil er den Täter nicht kennt.
"Na, das kriege ich schon noch raus",
beruhigt sich Peter Hurtig,
Erstmal schreibt er jetzt einen Artikel für seine Leser.

ES IST GENAU UMGEKEHRT

Die folgenden Wörter sind falsch herum geschrieben, das heißt von hinten nach vorne. Bitte schauen Sie sich die Wörter an, und lesen Sie sie vor, aber natürlich richtig herum. Versuchen Sie, die Wörter "im Kopf" herumzudrehen. Schreiben Sie das richtige Wort dann auf.

1. ie ____________

2. rüt ____________

3. rho ____________

4. räb ____________

5. uab ____________

6. huk ____________

7. flog ____________

8. ebar ____________

9. zlip __________

10. laas __________

11. frod __________

12. knab __________

13. hcsif __________

14. fponk __________

15. negaw __________

16. lhuts __________

17. reuef __________

18. eppert __________

19. ellirb __________

SATZBAUKASTEN 1

Aus den Wörtern, die zu dem Baukasten gehören, können Sätze gebildet werden. Schreiben Sie zuerst die untenstehenden Wörter für Ihren sprachgestörten Partner einzeln auf jeweils ein stabiles Pappkärtchen. Legen Sie ihm dann alle Kärtchen ungeordnet vor. Und zwar in vier Reihen zu vier Kärtchen, so wie unten angegeben. Er soll sich die Wörter anschauen. Ggf. kann sich Ihr Partner die Wortkärtchen nach eigenem Gutdünken zurechtlegen. Lesen Sie dann den jeweiligen Satz vor. Ihr sprachgestörter Partner soll jetzt diesen Satz aus den Wortkärtchen zusammensetzen. Er muß dazu die richtigen Wortkärtchen heraussuchen und in der richtigen Reihenfolge hinlegen. Bevor Sie zum nächsten Satz weitergehen, legen Sie die benutzten Wortkärtchen wieder zurück.

SIE	MORGEN	GEHT	HUND
AUTO	PAUL	KOMMEN	BELLEN
HAUS	MEIN	ER	INS
HAT	WILL	DEN	HÖRT

1. Er hat mein Auto.
2. Sie geht ins Haus.
3. Paul will morgen kommen.

4. Paul hört den Hund bellen.

IST	PETER	NACH	DAS
AUTO	SIE	DARF	SIEHT
FAHREN	GEHEN	KOMMT	CHEF
BALD	ER	MEIN	HAUS

1. Peter ist mein Chef.
2. Sie kommt nach Haus.
3. Er darf bald gehen.
4. Peter sieht das Auto fahren.

5. Er darf bald Auto fahren.
6. Mein Chef kommt nach Haus.
7. Peter kommt bald.
8. Er sieht das Auto.

SATZBAUKASTEN 2

Aus den folgenden Wörtern können Sätze gebaut werden, z.B. PAUL KOCHT. Bilden Sie soviele Sätze wie Sie können.

FRANZ	PAUL	ELFI	TINA
EIN	DIE	DIE	EIN
PFLÜCKT	KEHRT	LIEST	KOCHT
EI	STRAßE	ÄPFEL	BUCH

WORTKETTEN

In den folgenden Zeilen sind die einzelnen Hauptwörter nicht voneinander getrennt geschrieben. Bitte suchen Sie zusammen mit Ihrem sprachgestörten Angehörigen zuerst die einzelnen Hauptwörter heraus, wie z.B. TÜR. Suchen Sie anschließend nach zusammengesetzten Hauptwörtern, wie z.B. TÜRSCHLOSS.

HAUS**TÜRSCHLOSS**GARTENSTUHL

BAUKASTENWAGENRADSCHLOSS

KÄSEMESSERBANKKONTONUMMER

MÜLLBERGGIPFELKREUZZEICHEN

HANDSCHUHLADENKLINGELTON

AUTOREIFENPROFILHOLZLEISTE

NADELHOLZHAUSDACHSTUHLBEIN

WINDMÜHLESPIELGELDSCHRANK

FUSSBALLSPIELFELDSALATBAR

KOHLEOFENROHRPOSTPAKET

WAS ZUVIEL IST, IST ZUVIEL

Hier sind alle Buchstaben öfters als nötig geschrieben. Bitte streichen Sie alle überflüssigen Buchstaben durch. Ermitteln Sie zuerst, welches Wort gemeint ist.

hhaaaaaauuuusssss

nnnaaaaaggeeeellllll

wwwiiiinnnnnddddd

bbbaaaauuuumm

llllaaammmppeeeeee

kkkkkoooooppppppfffff

bbbbbiiiilllddddd

pppppeerrrrrllleeee

pppppfffeeerrdd

ssspppiiieeeggeeeeellll

zzzzaannnnngggeeee

bbbbbrrottttttttt

eeeeeennnntttteeeeee

tttiiisssscccchhhhhh

ffffiiisscchhh

hhhhuuunnndd

kkkkääääässsseee

uuuuuuuuhhhrr

bbbbllluuuuummmeeee

nnnaaaaasssseeee

VON OBEN NACH UNTEN

Die folgenden Wörter sind von oben nach unten geschrieben. Ihr sprachgestörter Partner soll sich die Wörter zunächst anschauen. Dann soll er laut vorlesen.

H a u s	G a n s	A u t o	M a n n	W a n d

B u s	U h r	K u h	H o f	A r m

N a g e l	L a m p e	D e c k e	P r i n z	B l u m e

O	L	H	P	B
f	u	o	i	a
e	f	l	l	u
n	t	z	z	m

L	K	K	K	K
i	a	r	a	n
c	s	a	b	o
h	s	c	e	p
t	e	h	l	f

G	K	G	G	K
ü	i	l	r	l
r	t	a	ü	a
t	t	t	t	s
e	e	z	z	s
l	l	e	e	e

BUCHSTABEN

Diese Übung beschäftigt sich nur mit Buchstaben. Buchstaben sind zu zeigen, auszuwählen oder zu benennen. Bitte halten Sie sich an die unten gestellten Aufgaben.

1. Zeigen Sie Ihrem sprachgestörten Partner die folgenden Buchstaben. Er soll sie benennen. Fragen Sie ihn: Was ist das für ein Buchstabe? Wie heißt dieser Buchstabe? Wie sagt man zu diesem Buchstaben? Wenn nötig, decken Sie die nicht benötigten Buchstaben dabei ab.

A M G K S X Ü

o b n d t z ä e

H f v W q Q p C

2. Aus den folgenden Buchstabengruppen soll Ihr Partner einen auswählen. Er kann ihn entweder zeigen, nennen oder beides. Bitte bestimmen Sie selber den Buchstaben, den Ihr Partner finden soll. Sprechen Sie die Buchstaben der letzten Aufgabe dieser Reihe einzeln aus; sagen Sie bitte S-C-H!

a, g, f, k, i

a, e, i, o, u

ö, ü, i, ä,

k, d, g, t, v

c, x, z, w, y

l, w, r, i, s

pf, ch, tz, ck, sch

3. Ihr Partner soll zeigen oder sagen, welche Buchstaben im Alphabet aufeinander folgen. Fragen Sie ihn: Welche Buchstaben folgen aufeinander? A-B oder A-D?

AB oder AD

RS oder RZ

MN oder ML

EFG oder EFC

XYZ oder XVZ

WELLEN, SCHLEIFEN UND KREISE

Diese Übung beschäftigt sich mit den Anfängen des Schreibens. Wenn Ihr sprachgestörter Partner beim Schreiben der Buchstaben und Wörter noch unsicher ist, üben Sie öfters mit ihm die Zeichen in den folgenden Kästchen.

1. 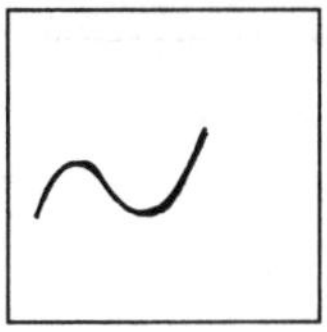

2. 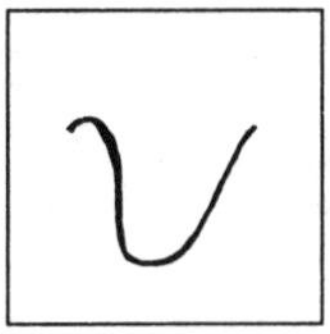

3. 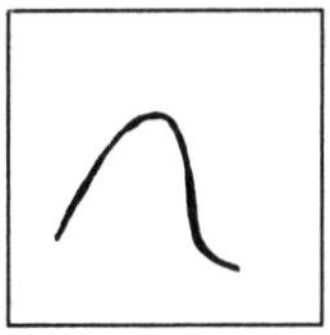

4. 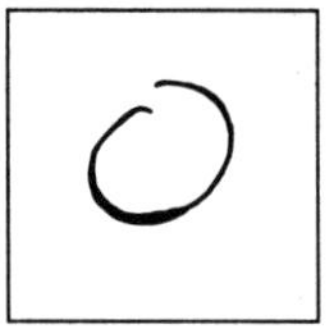

---

5. 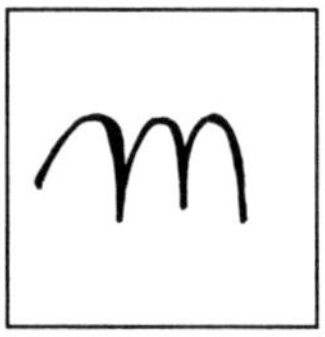

---

6. 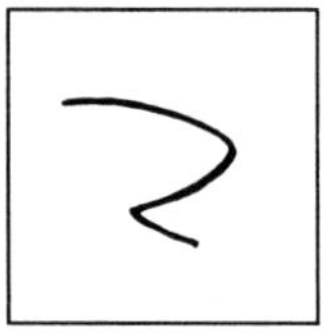

DER DR*CKFEHLERTEUFEL

Der Druckfehlerteufel hat sich in den folgenden Sätzen eingeschlichen. Helfen Sie Ihrem sprachgestörten Partner bei der Suche, und machen Sie ihn unschädlich. Die fehlerhaften Buchstaben sind durchzustreichen. Das richtige Wort kann dann auf die Linie am Satzende geschrieben werden.

1. Ein blondes Huhn findet auch mal ein Korn. ____________________

2. Am besten reist man mit Bos und Bahn.

____

3. Mach bitte einmal das Finster zu!

____

4.Peter kann mörgen nicht kommen.

____

5. Im Letto habe ich kein Glück.

____

6. Morgen gibt es schömes Wetter.

____

7. Gut, daß du bei nir bist!

____

8. Die saubere Wäsche reicht gut.

____

9. Deine Wützе sind die lustigsten.

____

10. Neue Besen keren gut.

____

11. Geh du voraus, ich kämme nach.

____

12. Ich habe die Briefmärke auf den Brief geklebt.

____

EINER IST FALSCH

Auch in dieser Übung geht es um falsche Buchstaben. Die folgenden zusammengesetzten Hauptwörter enthalten einen falschen Buchstaben. Er ist zu suchen und durchzustreichen. Wenn möglich, ist dann ist der richtige Buchstabe anzugeben.

Hurdehütte	Losdude
Schafshopf	Salatschussel
Pftaumenbaum	Tellerranb
Kaninzimmer	Luftfoch
Lindendaum	Fuchshau
Handluch	Schiffschnaube
Lambenschirm	Regenschirn

Stahlwark	Busneise
Fußboll	Büchernegal
Schmimmbad	Hallenbab
Kehleofen	Luftfinter
Autopahn	Vogelmest
Duchstuhl	Spinnenmetz
Bilderretsel	Fotolapor
Musikschnank	Wescheschrank
Witzseife	Lebersessel
Pamenwahl	Entenfeich

Eckschlank

Sektfrasche

Murneltier

Rogelbahn

Kuchenchef

Schnapsflosche

Feuerwöhr

Straßenwucht

Schleesturm

Blendschleiche

Parkplotz

Schatzmann

Kegelschreiber

Segelschaff

Zollstück

Scherenschleufer

Rutschbuhn

Tafelsölber

Pnatzpatrone

Spritzgeback

ORDNUNG MUß SEIN

Die Silben der folgenden Wörter sind durcheinandergeraten. Bringen Sie sie bitte in die richtige Reihenfolge, und schreiben Sie das Wort daneben.

de - hüt - hun - te > **Hun-de-hüt-te**

to - bahn - au ________________

der - rah - bil - men ________________

chen - eich - hörn ________________

ste - kar - fel - ki - tof ________________

mer - ho - zim - tel ________________

se - rei - bus ________________

rät - kreuz - sel - wort ________________

be - stiel - sen ________________

sup - pilz - pe ______________________

schrank - mer - ba - zim - de ____________________

sik - ra - o - mu - di ______________________

te - speck - schwar ______________________

rei - au - fen - to ______________________

bo - fuß - den ______________________

nuß - sel - ha ______________________

kel - koh - ler - len ______________________

bahn - ßen - stra ______________________

del - ser - spru - was ______________________

haus - ger - la ______________________

bra - ha - sen - ten ________________

wel - bad - len ________________

den - plan - stun ________________

sten - hu - saft ________________

schmer - hals - zen ________________

schüs - sup - pen - sel ________________

fee - ma - kaf - schine ________________

der - witz - bil ________________

mo - da - de - men ________________

ket - post - pa ________________

lam - ne - pe - bel ________________

EINS, ZWEI, DREI, VIER

Bitte schauen Sie sich die folgenden Wörter mit Ihrem sprachgestörten Partner an. Die Wörter sollen bitte nicht vorgelesen werden, weder von Ihnen noch von Ihrem sprachgestörten Partner. Er soll sich das Wort anschauen und im Kopf die Silben zählen. Er soll dann, je nach der Silbenzahl des Wortes, ein-, zwei-, drei- oder viermal in die Hände klatschen oder auf den Tisch klopfen. Bei richtiger Lösung wiederholen Sie einige Male, indem Sie gemeinsam klatschen oder klopfen und dabei das Wort sprechen: HA-SE, HA-SE, HA-SE. Achten Sie darauf, daß Ihr sprachgestörter Partner die Übung wirklich verstanden hat. Arbeiten Sie vorher die Beispiele sorgfältig durch. Decken Sie bei Bedarf die anderen Wörter ab. Ergänzen Sie diese Übung mit eigenen Beispielen.

Hase

Ha - se   Ha - se   Ha - se   Ha - se

Wind

Wind   Wind   Wind   Wind

Biene

Telefon

Lampe

Uhr

Elefant

Flugzeug

Licht

Kanone

Schokolade

Möbel

KOMBI-ÜBUNG

Einige der vorhergehenden Übungen können Sie jetzt zu größeren Übungseinheiten zusammenfassen. Bauen Sie dazu auf der vorhergehenden Übung EINS, ZWEI, DREI, VIER auf.

Besorgen Sie sich einfache Gegenstandsbilder. Schneiden Sie welche aus der Illustrierten oder aus einem Katalog aus, oder kaufen Sie ein Lesespiel mit Bildern o.ä. im Handel. Stellen Sie anhand der Bilder einen kleinen Wortschatz alltäglicher Wörter zusammen. Z.B. HAUS, VOGEL, BAUM, AMPEL, AUTO, TELEFON, FLIEGE, NAGEL, HAMMER, STUHL usw. Beschränken Sie die Anzahl der Wörter auf 10. Wenn Sie die Bilder ausgeschnitten haben, kleben Sie sie auf kleine Karteikarten (DIN A 7, blanco). Schreiben Sie das Wort gut leserlich in Druckbuchstaben darunter.

Legen Sie dann Ihrem sprachgestörten Partner die Bilder eins nach dem anderen vor. Er soll nichts sagen, sondern er soll nur die Anzahl der Silben mit den Händen klatschen oder auf den Tisch klopfen. Anschließend legen Sie ihm nur die Wörter ohne Bild vor. Wohlgemerkt die gleichen Wörter wie im ersten Durchgang! Aber ändern Sie die Reihenfolge. Wieder soll Ihr Partner die Silben klatschen oder klopfen.

Dann nehmen Sie ein Blatt Papier zur Hand. Schreiben Sie die Wörter, die Sie benutzt haben, nacheinander auf, aber wieder in anderer Reihenfolge. Lassen Sie einen Selbstlaut in dem Wort weg. Schreiben Sie z.B. H_ND. Den Selbstlaut , hier A oder U, soll Ihr Partner schriftlich ergänzen. Aber vorher muß er die richtige Silbenzahl des Wortes klatschen oder klopfen. Helfen Sie ihm dabei. Sprechen Sie das Wort deutlich, aber nicht übertrieben vor. Klopfen Sie dabei die Silben mit. Erst zuletzt soll Ihr Partner dann den fehlenden Buchstaben in der Lücke ergänzen. Dann soll er das Wort vorlesen. Wenn er das Wort falsch liest, versuchen Sie bitte nur zwei-, dreimal, ihn zu verbessern. Nicht öfter!

Bei dieser Übung geht es darum, das Gefühl für den Aufbau der Wörter bei Ihrem sprachgestörten Partner zu festigen und ihm diesen Aufbau bewußter zu machen. Dadurch wird seine Fähigkeit zur Selbstwahrnehmung beim Sprechen gestärkt.

Hier noch einmal der Ablauf der Übung in Stichworten zusammengefaßt:

1. Stellen Sie zunächst das Übungsmaterial sorgfältig zusammen.

2. Legen Sie Ihrem Partner die Bilder mit den darunterstehenden Wörtern vor. Ihr Partner soll **nur** die Anzahl der Silben klatschen oder klopfen.

3. Legen Sie Ihrem Partner die Wörter ohne dazugehöriges Bild vor. Ihr Partner soll nur die Anzahl der Silben klatschen oder klopfen.

4. Schreiben Sie ein Wort hin, lassen Sie einen Selbstlaut weg. Ihr Partner soll die Silbenzahl klatschen oder klopfen.

5. Ihr Partner soll den fehlenden Buchstaben ergänzen.

6. Ihr Partner soll das Wort vorlesen.

7. Korrigieren Sie zurückhaltend.

WÖRTER IM VERSTECK

Welche Wörter sind in dem folgenden Wort versteckt? Stellen Sie die Buchstaben beliebig um; nehmen Sie soviel oder so wenig wie Sie möchten. Ein Tip: Schreiben Sie sich die Buchstaben eines Wortes auf kleine Zettel oder auf Karton und probieren Sie, durch Umstellen, Wegnehmen und Hinzufügen neue Wörter zu finden. Im Kopf ist es sicher schwieriger.

1. **Bushaltestelle**

alt, Haus, Test, Bus, Halt, Stelle, Stulle, aus, Latte, Last, Lust, Halle, Stute usw.

2. Schweinebraten

3. Kindergartenplatz

4. Speisegaststätte

5. Heiratsvermittlerin

6. Fleischereifachverkäufer

TISCH ODER FISCH?

Die Wörter in den folgenden Wortpaaren sind manchmal gleich, manchmal verschieden. Lesen Sie sich die Wörter genau durch. Wenn die Wörter in den Wortpaaren gleich sind, machen Sie am Rand ein Kreuz.

Tisch	Fisch	O
Matte	Latte	O
Lampe	Lampe	O
Post	Rost	O
Hagel	Hügel	O
Segel	Segel	O
Koch	Loch	O

Kasse	Tasse	O
Ohr	Uhr	O
Nacht	Macht	O
Fracht	Tracht	O
Gras	Glas	O
Nadel	Nadel	O
Regel	Regal	O
Hobel	Hebel	O
Faß	Fuß	O
Kiste	Küste	O

Wald	Wald	O
Baum	Raum	O
Bauch	Bauch	O
Stahl	Stuhl	O
Himmel	Himmel	O
Hammer	Hammel	O
Deckel	Dackel	O
Bein	Bein	O
Buch	Bach	O
Spiegel	Spiegel	O

Qualle	Quelle	O
Rose	Rose	O
Wasser	Wasser	O
Nebel	Nabel	O
Möhre	Mähre	O
Geld	Geld	O
Wind	Wand	O
Gleis	Greis	O
Kirsche	Kirsche	O
Glatze	Glotze	O

FAMILIENANGELEGENHEITEN

In dieser Übung geht es um Wortfamilien. Zu einer Wortfamilie gehören Wörter, die auf gemeinsame Ursprünge in der Geschichte des Deutschen zurückgehen. Es soll jeweils schriftlich das passende Wort in die Lücke eingesetzt werden.

Fahrt, Fahrer, fahrig, fahren, Fähre, Fuhre

1. Der Zug __________ auf Gleis 3 ab.

2. Von München nach Hamburg ist es eine lange __________.

3. Der LKW transportiert eine __________ Holz.

4. Wir setzen über den Rhein mit der __________.

5. Der Schüler ist vor der Prüfung ganz ___________.

6. Der ___________ hält sein Auto vor der Ampel an.

Flügel, fliegen, Flug, Fliege, flügge, Geflügel

1. Wir wünschen Ihnen einen guten ___________.

2. Die kleinen Vögel bleiben noch im Nest; sie sind noch nicht ___________.

3. Vor meiner Nase summt eine ___________.

4. Der Vogel schlägt mit seinen ___________.

5. Paul will mit dem Flugzeug nach Amerika __________.

6. Als Sonderangebot gibt es heute __________.

Fluß, fließen, Floß, flüssig

1. Der Rhein __________ durch drei Länder.

2. Die Kinder bauen sich ein __________.

3. Die Mosel ist ein kleiner __________.

4. Wasser ist nicht fest, sondern __________.

Sitz, sitzen, Sessel, Insasse, Sattel, setzen, besetzt;

1. Der kleine Peter __________ in der Schule in der ersten Bank.

2. Fürs Wohnzimmer kaufen wir uns zwei bequeme __________.

3. Paula __________ sich aufs Sofa.

4. Der Reiter schwingt sich in den __________.

5. In dem verünglückten Auto waren vier __________.

6. Das WC ist ständig __________.

7. Unser Auto hat vier __________.

Wiege, Waage, Gewicht, wiegen, wichtig, wuchtig

1. Das Baby schläft in seiner __________.

2. Der Schrank paßt nicht in unser Wohnzimmer; der ist viel zu __________.

3. Frau Müller kontrolliert jeden Morgen ihr __________.

4. Frau Müller stellt sich jeden Morgen auf die __________.

5. Dieser Brief muß heute noch zur Post; er ist sehr __________.

6. Die Mutter __________ das Baby in ihren Armen.

7. Frau Müller __________ 65 Kilo.

stinken, Gestank,
stänkern, Stunk, stinkig

1. Wenn Paul kommt, gibt es in der Kneipe immer __________.

2. Die Wäsche ist ganz schmutzig und __________.

3. Auf dem Bauernhof __________ der Misthaufen.

4. Paul gehört zu den Leuten, die immer __________ müssen.

5. Der __________ von der Klärgrube ist nicht auszuhalten.

ziehen, Zug, Zügel, züchten, Zögling, Beziehung

1. Finnland und Estland pflegen enge __________.

2. Das Pferd __________ den Wagen.

3. Paul __________ Bienen.

4. Der Reiter hält die __________ fest in der Hand.

5. Der kleine Franz ist __________ in einem Internat.

6. Ich fahre nicht mit dem Auto, ich fahre mit dem __________.

Schande, Schund, schänden

1. Mein Sohn liest den ganzen Tag nur __________.

2. Wie Paul sich benimmt, das ist eine __________.

3. Mit seinem Benehmen wird Paul noch den Ruf unserer Firma __________.

Wäsche, waschen, wischen, Abwasch

1. Nach dem Essen macht Paula den ganzen __________.

2. Ich muß mir die Hände __________.

3. Freitags ist bei Müllers immer große __________.

4. Ich muß die Küche noch feucht __________.

drücken, drucken, Druck, drucksen, Drücker, Drucker

1. Paul hat in der Firma nichts zu sagen; der Chef sitzt am __________.

2. Mitten in der Nacht geht die Zeitung in __________.

3. Sabine will nicht mit der Sprache herausrücken, sie __________ herum.

4. Vorsicht! Die Spraydose steht unter __________.

5. Der kleine Junge möchte seine Mutter feste __________.

6. Peter läßt die Einladungen für seine Hochzeit __________.

heben, erhaben, Aushub, Hebebühne, gehoben

1. Der _______ wird mit dem Laster weggefahren.

2. Mein Bruder ist mir zu schwer; ich kann ihn nicht _______.

3. Die Piraten haben den Schatz _______.

4. Die Möbelpacker laden die Kisten auf die ___________.

5. Der Angeklagte ist über jeden Verdacht _________.

WORT FÜR WORT

In dieser Übung sind jeweils drei Buchstaben vorgegeben. Bitte bilden Sie damit ein Wort. Sie dürfen etwas vor die Buchstaben setzen, Sie dürfen etwas dazwischen setzen und auch dahinter. Nur die allgemeine Reihenfolge muß so bleiben. Manchmal werden Sie sicher mehrere Lösungen finden.

1. B-T-T BlaTT, BeTT

2. G-R-E GüRtEl, GaRdinE, GeREde

H.....N.....D	W.....R.....Z
T.....R.....E	P.....P.....P
S.....S.....S	T.....T.....E
T.....N.....K	O.....N.....L
H.....M.....L	B.....T.....R
W.....S.....T	K.....L.....V
P.....D.....L	K.....G.....L
K.....Ü.....L	K.....I.....Ä
P.....A.....G	N.....G.....L
H.....B.....L	E.....E.....L
A.....R.....E	K.....M.....M
S.....R.....T	Z.....G.....E

-ND- UND ANDERE

Bitte ergänzen Sie die fehlenden Buchstaben. Alle Wörter ähneln sich, sie enthalten zumindest -ND-. Manchmal gibt es mehrere Möglichkeiten.

W_nd	S_nder	B_nde
W_nd	K_nd	Sp_nd
W_nde	K_nde	St_nde
W_nder	H_nd	Bl_nde
W_ndel	H_nd	Gr_nd
M_nd	L_nd	G_ndel
M_nd	R_nd	H_ndel
S_nd	R_nde	Fr_ _nd
S_nde	B_nd	F_ _nd

KUH

Bitte ergänzen Sie die fehlenden Buchstaben in den folgenden Wörtern.

Qu___rk

Qu__rl

Qu__st

Qu__tsch

Qu__z

Qu__lle

Qu__lle

Qu__l

Qu__lm

GESUCHT UND GEFUNDEN

Bitte legen Sie Ihrem sprachgestörten Angehörigen die folgenden Wortreihen vor. Es soll jeweils eines aus jeder Zeile gezeigt werden. Geben Sie ihm den Auftrag: ZEIG EINMAL *STIMMT* oder WO STEHT *STIMMT* usw. Bei mehrmaligem Wiederholen der Aufgabe können Sie das auszuwählende Wort natürlich verändern.

1. stinkt stimmt spinnt

2. schwimmt schimpft schwingt

3. sitzt setzt ritzt

4. brennt kennt flennt

5. haut mault kaut

6. drängt dringt drängelt

7. saust braust rauscht

8. hustet pustet toastet

9. rattert flattert knattert

10. fummelt hummelt brummelt

11. liest löst läßt

12. niest grüßt döst

13. schält schult schallt

14. schaltet schultert schillert

15. näht lädt rät

16. spitzt schwitzt sitzt

17. blitzt flitzt glitzert

18. sägt fegt nagt

19. stillt schwillt spielt

20. schreibt schreit schmiert

21. quietscht quetscht quatscht

22. trinkt dringt schlingt

23. strickt stickt streicht

24. geht weht zehrt

25 hört spürt nährt

26. blüht pflückt glückt

27. kommt nimmt summt

28. tippt nippt kippt

29. taucht haucht raucht

30. nagt wagt ragt

31. reibt siebt schiebt

32. klatscht platscht knatscht

33. knarrt knallt knattert

34. kriecht kreischt kracht

35. duckt deckt tickt

36. malt holt hält

37. sieht sät saut

38. radelt hagelt segelt

39. dackelt wackelt nuckelt

40. schüttelt bettelt rüttelt

41. rennt rettet flüchtet

42. braut baut braust

43. dampft mampft schimpft

44. blinkt winkt sinkt

45. klingt singt ringt

46. rudert wandert wandelt

47. humpelt rumpelt pumpelt

48. unkt dunkelt munkelt

49. kratzt kritzelt krakelt

50. schneuzt schnautzt schnitzt

FEHLERTEUFEL

Bitte lesen Sie sich die folgenden, einsilbigen Wörter zusammen mit Ihrem sprachgestörten Partner gut durch. Er soll zeigen werden, wo der Fehler liegt. Soweit möglich soll anschließend der richtige Buchstabe ergänzt, und das Wort vorgelesen werden. Probieren Sie einmal, ob Ihr sprachgestörter Partner auch das falsch geschriebene Wort vorlesen kann. Wenn nicht, beharren Sie nicht darauf.

1. Kild = Kind

2. Noos = Moos

3. Quirk = Qu__rk

4. Bech = ____________

5. Wond = ____________

6. Schlind = ____________

7. Schlock = ____________

8. Fiß = ____________

9. Kurb = ___________

10. Abst = ___________

11. Orzt = ___________

12. Kih = ___________

13. Pfard = ___________

14. Buld = ___________

15. Gild = ___________

16. Boll = ___________

17. Erm = ___________

18. Bihn = ___________

19. Bunk = ___________

20. Britt = ___________

21. Glos = ___________

22. Ter = ___________

23. Wuld = ___________

24. Tepf = ___________

25. Duch = ___________

26. Gist = ___________

27. Malch = ___________

28. Wirm = ___________

29. Lecht = ___________

30. Laft = ___________

SEIT UND BREIT

Bitte schauen Sie sich die folgenden Wörter und Wortpaare zusammen mit Ihrem sprachgestörten Angehörigen gut an. Er soll die Wörter laut vorlesen. Wenn Sie sich das notieren, was Ihr Angehöriger gelesen hat, haben Sie bei mehrmaligem Wiederholen der Übung auch eine Kontrolle über etwaige Fortschritte beim Lesen. Bitte halten Sie bei Bedarf die Wörter so verdeckt, das nur das Wort oder das Wortpaar sichtbar ist, das gelesen werden soll. Ggf. schreiben Sie die Wörter und Wortpaare auch gut leserlich auf kleine Karten o.ä., und legen diese Ihrem Partner vor.

1. seit - weit _________ _________

kein - klein _________ _________

wohl - Wahl _________ _________

raus - Maus _________ _________

Bein - mein _________ _________

Tat __________________

Leitung __________________

Nützlichkeit ____________________

Handtuch ____________________

Vergißmeinnicht ____________________

Kreuzworträtsel ____________________

2. bald - Bild __________ __________

groß - Gruß __________ __________

schon - schön __________ __________

Kohl - kahl __________ __________

bis - Riß __________ __________

Schlacht ____________

Bewegung _______________

Handlichkeit ____________________

Einfallsreichtum ____________________

Guckindieluft ____________________

Braunkohlebriketts ____________________

3. nicht - Nacht __________ __________

Schlau - Schau __________ __________

blau - Bau __________ __________

sind - Sand __________ __________

während - wählend __________ __________

Pracht ____________

Abteilung ___________________

Unsicherheit ____________________

Handtasche ______________________

Soundso _________________

Schrankenwärterhaus _____________________

IN DER KNEIPE

Bitte lesen Sie den Text zusammen mit Ihrem sprachgestörten Angehörigen durch. Bei Bedarf lesen Sie Ihrem Angehörigen den Text vor. Ein Satz kann einfach weggelassen werden. Welcher Satz ist das? Bei besserer Leistungsfähigkeit oder nach mehrmaligem Durcharbeiten kann der Text auch allein gelesen werden.

Zusatzaufgaben: 1. Ihr sprachgestörter Partner soll den Text abschreiben. Dann soll er ihn mit eigenen Worten nacherzählen.

2. Versuchen Sie einmal, zusammen mit Ihrem sprachgestörten Angehörigen eine ähnliche Geschichte zu schreiben. Helfen Sie Ihrem Partner bei der Bewältigung dieser Aufgabe.

3. Lesen Sie diesen Text Ihrem sprachgestörten Partner zwei-, dreimal laut vor. Er soll ihn dann mit seinen eigenen Worten kurz zusammenfassen.

Seit Jahren besteht schon ein Stammtisch.
Drei Freunde spielen miteinander Skat.
Sie trinken manch ein Bier
und manch einen Schnaps miteinander.
Die Kellnerin bringt das Bier.
Für Hungrige auch eine Gulaschsuppe,
wenn man will.
Die Garderobe ist gut erreichbar,
gleich neben dem Tresen.
Es wird viel gelacht,
und es ist spät in der Nacht,
wenn die Freunde nach Hause gehen.

EINKAUF IN DER STADT

Bitte lesen Sie sich den Text zusammen mit Ihrem sprachgestörten Partner durch. Lesen Sie ihm bei Bedarf den Text laut vor. Manche Dinge sind ein wenig "holperig" ausgedrückt. Streichen Sie diese Stellen zusammen mit Ihrem sprachgestörten Partner an. Wie könnte man es besser ausdrücken? Überlegen Sie sich gemeinsam mit Ihrem Partner eine andere Formulierung.

Zusatzaufgaben: 1.Ihr sprachgestörter Partner soll den Text abschreiben und dann mit eigenen Worten nacherzählen.

2. Können Sie zusammen mit Ihrem sprachgestörten Partner eine ähnliche Geschichte schreiben? Stellen Sie die Geschichte gemeinsam zusammen.

3. Lesen Sie den Text Ihrem sprachgestörten Partner zwei-, dreimal laut vor. Er soll ihn dann mit seinen eigenen Worten zusammenfassen.

Zum Einkaufen muß man erst in die Stadt kommen.
Weil es schon genug Autos gibt,
ist es besser zu Fuß oder im Bus zu fahren.
Man kann sich Geschäfte angucken
und sich die Waren ansehen.
Man kann allerhand Sachen probieren.
Man findet eigentlich immer etwas,
was einem gefällt.
Wenn es genug ist,
kann man noch in eine Bäckerei gehen
und ein Brot, Brötchen oder Kuchen einkaufen.
Schließlich geht es wieder nach Hause.

ZUR KUR

Bitte lesen Sie sich den Text zusammen mit Ihrem sprachgestörten Partner durch. Bei Bedarf lesen Sie ihm den Text laut vor. Auch dieser Text enthält zahlreiche Auffälligkeiten. Bitte streichen Sie sie an. Wie könnte man die entsprechenden Stellen anders und besser ausdrücken? Können Sie aus Ihrem eigenen Erleben etwas über das Thema schreiben?

Als Zusatzaufgaben kann der Text abgeschrieben, vorgelesen und nacherzählt werden.

Herr Meier fährt zur Kur.
Morgens bekommt er seine Anwendungen.

Im Kurort gibt es einen Kurpark,
wo man schön spazieren gehen kann.
In diesem Kurpark gibt es eine Saline,
wo man einmal herumgehen kann.

In diesem Kurpark gibt es eine Quelle,
wo man einen Schluck Wasser trinken kann.
In diesem Ort gibt es auch ein Solebad,
wo man schwimmt.
In diesem Solebad gibt es auch eine Bio-Bar.

Das ist ein richiger Kurort mit vielen Tanz-Cafés,
wo man hingehen kann,
wo man viele Leute kennen lernen kann,
mit denen man plaudern kann,
wo man etwas trinken kann.

Deshalb ist es ein guter Ort für alle Leute,
um sich zu erholen.

Am Wochenende hat man Zeit für Leute,
die einen besuchen wollen.

INS KÜHLE NAß

Bitte lesen Sie den Text zusammen mit Ihrem Sprachgestörten Angehörigen durch. Bei Bedarf lesen Sie ihm den Text laut vor. Der Text enthält einige Fehler. Bitte streichen Sie die Fehler an. Wie könnte man es besser ausdrücken? Als Zusatzaufgaben kann der Text abgeschrieben, vorgelesen und nacherzählt werden.

Wenn es heiß geht, gehen wir ins Freibad.
In einer Kabine ziehen wir uns um.
Das Handtuch und die Decke haben wir bei.

Wir springen auf einer Rutschbahn zu Tal.
Wenn uns danach ist,
springen wir vom Sprungbrett ins Wasser.

Und die Nichtschwimmer plantschen
im Nichtschwimmerbecken.

LESEFELDER

Die folgenden Lesekästen enthalten ähnliche und verwandte Wörter. Ihr sprachgestörter Angehöriger soll sich jeweils einen Kasten gut anschauen und still für sich durchlesen. Geben Sie ihm dann mündliche Aufträge, die einzelnen Wörter zu zeigen. Sagen Sie ihm: "Zeig mal NASE." Oder fragen Sie ihn: "Wo steht NASE?"

Mund Nase Lippen Kopf Gesicht

Fahrer Fahrzeug Fahrt Fahrrad Fahrerei

Tasse Teller Becher Schüssel Schale

Meer Küste Strand See Sand

Tischtuch Tisch Schreibtisch Nachtisch Eßtisch

Wald Forst Wild Baum Förster Jäger

Gas Glas Gast Gras Gasse

Klappe Krabbe Kralle Klippe Klasse

Nadel Wolle Faden Garn Zwirn

Brief Post Paket Briefmarke Päckchen

Uhr Zeit Wecker Zeiger Armbanduhr

Raum Zimmer Stube Kammer Flur

Kahn Schiff Hafen Anker Boot

Axt Hammer Zange Nagel Beil

Pferd Pony Fohlen Gaul Schimmel

Rose Veilchen Nelke Aster Tulpe

Schacht Schlucht Schach Schlacht Schlauch

Bäcker Metzger Schuster Bauer Gärtner

Apfel Birne Pflaumen Kirschen Trauben

Brot Wurst Käse
Butter Eier

Zitrone Apfelsine Pampelmuse
Aprikose Banane

Tasche Taxe
Tasse Tatze Taste

Katze Köter Kater
Käfer Tatze

Bier Wein Likör
Sekt Korn

Koch Kachel
Kocher Küche Knochen

See Tee Reh Klee Zeh Fee

KOMMISSAR FUCHS UND DER MORD IM KURORT

Die folgende Geschichte von Kommissar Fuchs ist von mehreren Sprachgestörten in Gemeinschaftsarbeit verfaßt worden. Lesen Sie die Geschichte zusammen mit Ihrem sprachgestörten Partner, oder lesen Sie sie ihm vor. Zur besseren Übersicht finden Sie einen Satz oder einen Sinnabschnitt pro Zeile. Als Aufgabe kann die Geschichte zuerst abschnittweise, dann ganz nacherzählt werden. Je nach der Leistungsfähigkeit Ihres sprachgestörten Partners sind dafür auch Stichworte ausreichend. Stellen Sie auch gezielte Fragen zum Inhalt. Zum Beispiel: Weshalb ist Herr Meier verdächtig? Was taten Täter und Opfer am Vorabend der Tat? u.ä.

1. So etwas hatte Kommissar Fuchs noch nicht erlebt.
Ein sehr ungewöhnlicher Fall.
Im Inhalationsraum des Solebades einer Kurklinik
war ein Mann erstochen worden.
Dabei war der Inhalationsraum gut besucht.
Der Inhalationsnebel, der sich im Raum verteilt,
macht die Sicht fast unmöglich.
In diesem Nebel hatte der Täter zugeschlagen.
Das Personal hatte nichts Verdächtiges bemerkt.
Nur das Kommen und Gehen der Besucher.
Kommissar Fuchs stand vor einem Rätsel.

2. Kommissar Fuchs erkundigte sich
bei der diensttuenden Schwester zuerst,
welche Patienten zur Inhalation angemeldet waren.
Er wollte eine Liste haben.
Die Schwester gab ihm die Liste.

Sie kannte auch das Opfer.
Es war ein Hans Holzapfel aus Norddeutschland.

Kommissar Fuchs ging zum Mittagessen
mit der Liste in den Speisesaal der Kurklinik.
Er las dort die Liste der Patienten vor,
die am Morgen zur Inhalation waren.
Er bat die Leute nach dem Essen zur Vernehmung.

Ein Mann von der Liste war nicht zu finden.
Das war verdächtig.
Er könnte der Täter sein.
Es handelte sich um einen gewissen Paul Meier.
Die Schwester konnte ihn beschreiben.
Er war etwa 1 Meter 70 groß, vollschlank
und hatte dunkles Haar.
Ein unauffälliger Typ.

Die Vernehmung ergab sonst nur wenige Hinweise.
Die Leute hatten nicht viel geredet.
Jeder blieb für sich.
Man konnte sowieso nichts sehen.
Ein Herr Fischer gab an,
daß er sich mit dem Opfer unterhalten hat.
Er hat sich um halb 11 verabschiedet.
Um halb 11 hat Hans Holzapfel also noch gelebt.
Die Inhalation des verdächtigen Herrn Meier dauerte
von viertel nach 10 bis viertel vor 11.
Die Tat ist erst um halb 12 bemerkt worden.
Da sollte der Raum geschlossen werden.

Es war nämlich bald Mittagspause.

Kommissar Fuchs durchsuchte Paul Meiers Zimmer.
Er suchte nach Hinweisen.
Der Zimmergenosse von Herrn Meier wußte einiges.
Er war mit Meier und Holzapfel öfters im Tanz-Café.
Die drei gingen abends gerne zusammen aus.
Das war für Kommissar Fuchs wichtig.
Das Opfer und der Verdächtige hatten sich gekannt.

3. Eins war klar:
Dieser Meier mußte gefunden werden.
Der Zimmergenosse berichtete,
"Herr Meier hat am Vorabend
lange mit seiner Frau telefoniert.
Vielleicht ist zuhause etwas passiert."
Kommissar Fuchs besorgt sich die Anschrift
von Herrn Meier.
Als er im Ort ankommt,
macht er eine Entdeckung.

Herr Meier ist nicht zuhause.
Er hat auch nicht mit seiner Frau telefoniert.
Das erzählt Frau Meier.
Kommissar Fuchs muß jetzt annehmen,
daß Meier sich versteckt hält.
Aus einer Überprüfung der Person
ist jetzt eine Fahndung geworden.
Kommissar Fuchs bekommt einen Tip
von einem Nachbarn.

Meier hält sich im Ort bei einem Freund versteckt.
Er ist untergetaucht.
Kommissar Fuchs nimmt ihn fest.
Meier hat seinem Freund erzählt,
daß er Krach mit seiner Frau hat.
Deshalb wollte er ein paar Tage bei ihm bleiben.
Der Freund hat das geglaubt.

Kommissar Fuchs verhört Herrn Meier.
"Warum sind Sie geflohen?"
"Weil ich auch in dem Inhalationsraum war.
Ich habe gesehen, daß mein Freund Holzapfel tot war.
Vor Angst bin ich abgehauen.
Weil wir am Vorabend doch Streit hatten.
Mit dem Mord habe ich nichts zu tun."
Das erzählt Herr Meier.

Kommissar Fuchs kann Herrn Meier nicht verhaften.
Es gibt noch keine klaren Beweise.
Da bekommt Kommissar Fuchs einen Anruf.
Er kommt vom Labor.
Die Tatwaffe ist untersucht worden.
Meiers Fingerabdrücke sind darauf.
Kommissar Fuchs freut sich.
Endlich!
Das ist der Beweis!

Kommissar Fuchs verhört Herrn Meier noch einmal.
Meier gibt zu, das Messer angefaßt zu haben.
Aber das Messer gehört ihm nicht.

Er hat es herausziehen wollen.
Aber dann hat er Angst bekommen.
Deshalb ist er geflüchtet.

4. Herr Meier ist sehr verdächtig.
Er wird verhaftet.
Kommissar Fuchs fragt in der Kurklinik,
ob jemand das Messer kennt.
Das Messer wird oft benutzt.
Es ist ein Brotmesser.
Es liegt im Speisesaal aus.
Jeder kann es benutzen.
Jeder könnte es mitnehmen.
Zum Frühstück war es noch da.
Der Täter hat es also später gestohlen.
Das hat aber niemand gesehen.
Kommissar Fuchs ist mit seinen Ermittlungen
an einem toten Punkt angekommen.

Tags darauf findet er einen Zeugen.
Er hat einen Mann mit einem solchen Messer gesehen.
Der kam gegen halb 10 aus dem Speisesaal.
Der Mann war groß und blond.
Kommissar Fuchs kombiniert:
Meier kann es nicht gewesen sein.
Denn der hat dunkle Haare und ist klein.

Kommissar Fuchs erinnert sich
an einen großen, blonden Mann.
Er hat den Mann schon verhört.

Er saß in dem Inhalationsraum am Morgen der Tat.
Kommissar Fuchs spricht mit diesem Mann.
Er heißt Paul Seifert.

Er streitet ab,
das Messer genommen zu haben.
Kommissar Fuchs besteht auf einer Gegenüberstellung.
Der Zeuge erkennt ihn wieder.
Seifert gibt seinen Widerstand auf.
Er gesteht die Tat.

Kommissar Fuchs sucht nach einem Motiv für die Tat.
Der Täter hatte Schulden bei seinem Opfer.
Die beiden kannten sich schon lange.
Sie stammten aus dem gleichen Ort.
Sie wollten ihre Kur zusammen machen.
Seifert hat sich von seinem Freund Geld geliehen.
Das hat er am Spieltisch verloren.
Holzapfel wollte sein Geld zurück,
aber Seifert konnte nicht mehr zahlen.
Die beiden trennten sich im Streit.
Seifert hat Holzapfel im Inhalationsraum getötet.
Herr Meier, der zuerst verdächtigt wurde,
wurde prompt auf freien Fuß gesetzt.

Die Tat hat großes Aufsehen errregt.
Zum Glück
hat Kommissar Fuchs den Fall schnell gelöst.

UNSER KÖRPER

In den folgenden Redewendungen fehlt ein Wort. Aus den drei vorgegebenen Wörtern soll das richtige ausgewählt und schriftlich ergänzt werden.

1. Um ein __________ wäre Paul überfahren worden. (Auge, Bein, Haar)

2. Willi hat ein __________ auf Anna geworfen. (Auge, Ohr, Gesicht)

3. Der Polizist drückt noch einmal beide __________ zu. (Backen, Augen, Arme)

4. Paul reißt sich bei der Arbeit kein __________ aus. (Haar, Auge, Bein)

5. Mit seinem Gebrauchtwagen ist Peter auf den __________ gefallen. (Fuß, Kopf, Bauch)

6. Paul bringt es nicht übers __________, seinen Hund zu schlagen. (Bein, Herz, Kinn)

7. "Nimm diesen Schnupfen nicht auf die leichte __________ !" (Hand, Schulter, Hüfte)

8. Paul steckt seine __________ immer in anderleuts Angelegenheiten. (Augen, Hände, Nase)

9. Die Nachbarn reden über Paul hinter seinem __________ . (Rücken, Ohr, Fuß)

10. Das neue Kleid steht Anna gut zu _____ . (Fuß, Bein, Gesicht)

11. Die Männer reden sich in der Kneipe die __________ heiß. (Münder, Ohren, Köpfe)

12.Paul will seinem Sohn die __________ langziehen. (Haare, Arme, Ohren)

13. Das Wort liegt mir auf der __________. (Nase, Hand, Zunge)

14. Paul hat sich an seinem Studium die __________ ausgebissen. (Zähne, Schultern, Füße)

15. Peter steht das Wasser bis zum __________ . (Kopf, Kinn, Hals)

16. Petra macht bei der Arbeit keinen __________ krumm. (Fuß, Finger, Zeh)

17. Der Bus ist mir vor der __________ weggefahren. (Hand, Brust, Nase)

18. "Halt die __________ steif!" (Nase, Füße, Ohren)

EINFACH TIERISCH

Die folgenden Redewendungen enthalten eine Lücke. Lesen Sie die Sätze zusammen mit Ihrem sprachgestörten Partner durch. Lesen Sie sie ihm bei Bedarf laut vor. Aus den drei angebotenen Tierbezeichnungen ist die richtige auszuwählen und schriftlich zu ergänzen.

1. Da liegt der ___________ begraben. (Gaul, Ochse, Hund)

2. Mein Nachbar hat mir einen ___________ aufgebunden. (Hahn, Bären, Esel)

3. Paul stiehlt wie ein___________ . (Kater, Rabe, Spatz)

4. Mein Name ist ___________ , ich weiß von nichts. (Hase, Esel, Gans)

5. Wo Paul den Schlüssel verloren hat, das weiß der ___________ . (Löwe, Hund, Kuckuck)

6. Da beißt die __________ keinen Faden ab. (Ratte, Maus, Ente)

7. Franz hat Mut; er begibt sich in die Höhle des __________ . (Adlers, Löwen, Tigers)

8. Eine __________ hackt der anderen kein Auge aus. (Amsel, Krähe, Kuh)

9. Als die Polizei den Dieb verhaften wollte, war der __________ schon ausgeflogen. (Vogel, Specht, Fuchs)

10. "Ich kaufe doch nicht die __________ im Sack!" (Kröte, Katze, Meise)

11. "Da haben wir aber noch mal __________ gehabt!" (Huhn, Schwein, Kuh)

12. Lieber den __________ in der Hand als die Taube auf dem Dach. (Specht, Spatz, Fisch)

13. Der Polizei ist ein dicker __________ ins Netz gegangen. (Fisch, Bär, Hund)

14. Eine __________ macht noch keinen Sommer. (Meise, Schwalbe, Katze)

15. Mit Pauls Freunden kann man __________ stehlen. (Eulen, Hunde, Pferde)

FAHREREI

Bewaffnen Sie sich und Ihren sprachgestörten Partner mit Papier und Bleistift. Schauen Sie sich aber zuerst gemeinsam die folgende Tabelle an. Die Tabelle enthält verschiedene Wortteile. Im Mittelpunkt steht die Wortfamilie FAHREN. Welche Wortteile, welche Silben, können zu Wörtern zusammengestellt werden? Selbstverständlich können dabei die Zeilen und Spalten beliebig übersprungen werden. Aber: Nicht alle Möglichkeiten sind zulässig. Zum Beispiel EINFAHRT gibt es. Aber VERFÄHRLICHKEIT gibt es nicht. Stellen Sie soviele Wörter zusammen, wie Sie finden. Als Zusatzaufgabe können Sätze gebildet werden, in denen diese Wörter vorkommen. Zum Beispiel: DAS AUTO PARKT VOR DER EINFAHRT.

ein-	-FAHR-	-t	
		-er-	
aus-		-en	
	-FÄHR-	-ung	-in
ge-		-e	-isch
		-lich-	-keit
ver-	-FUHR-	-los	
		-bar-	
ab-	-FÜHR-		

WORT UND WORT IST ZWEIERLEI

In den folgenden Zeilen finden Sie jeweils drei Wörter. Nur eines ist richtig. Diese richtige Wort soll über mündlichen Auftrag herausgefunden werden. Sagen Sie Ihrem sprachgestörten Partner : ZEIG EINMAL DAS WORT X. Oder: ZEIG MAL X. WO STEHT X?

1. Wonge Wolle Wolne

2. Ampfel Schapfel Apfel

3. Birne Brimbe Birde

4. Pürtze Züpfe Mütze

5. Kaffe Tasse Jasse

6. Wihn Bier Wier

7. Schirm Schrihn Schwimm

8. Schwerze Schere Here

9. Kwotz Knompf Knopf

10. Messer Mecker Wesser

11. Schloffe Schraube Schauber

12. Buch Much Buht

13. Nagel Nigel Nakle

14. Schüsse Schmüttel Schlüssel

15. Würfe Worfel Würfel

16. Gummi Gumme Somme

17. Uhn Uhl Uhr

18. Belf Geld Gult

19. Regen Legen Rähne

20. Onkte Onkel Oping

21. Kahme Kwabel Kabel

22. Tift Kisch Tisch

23. Mond Bond Wond

24. Muend Mund Münd

25. Kwinter Kinte Kinder

26. Warnd Wand Wänd

27. Eufer Ofen Öften

28. Löffel Röppel Schüffel

29. Bante Wender Mantel

30. Spett Speck Spetz

EIN BALLSPIEL IST EIN BALL

Die folgenden Sätze soll Ihr sprachgestörter Partner laut vorlesen. Bei Bedarf lesen Sie den Satz zuerst laut vor. Anschließend lesen Sie ggf. den Satz gemeinsam. Stellen Sie Ihrem Partner danach die darunterstehende Frage. Er kann sie beantworten mit JA oder NEIN oder mit STIMMT oder STIMMT NICHT. Nähere Erklärungen des Wortes werden nicht verlangt.

1. Eine Autobahn ist ein Auto.

Stimmts? Oder stimmts nicht?

Nein, **das stimmt nicht.**

2. Eine Bierflasche ist eine Flasche.

Stimmt das? Oder stimmts nicht?

Ja, **das stimmt.**

3. Ein Armband ist ein Arm.

Stimmt das?

4. Eine Armbanduhr ist eine Uhr.

Stimmt das?

5. Ein Pausenbrot ist eine Pause.

6. Ein Damenschirm ist ein Schirm.

7. Eine Herrentorte ist ein Herr.

8. Ein Möbelwagen ist ein Wagen.

9. Ein Kochbuch ist ein Buch.

10. Ein Skilift ist ein Ski.

11. Eine Kartoffelkiste ist eine Kartoffel.

12. Ein Uhrenradio ist eine Uhr.

13. Ein Uhrenradio ist ein Radio.

14. Ein Ballspiel ist ein Ball.

15. Ein Wurstmesser ist ein Messer.

16. Ein Speisewagen ist eine Speise.

17. Ein Lottoschein ist ein Schein.

18. Ein Schäferhund ist ein Hund.

19. Ein Pferdemarkt ist ein Pferd.

20. Ein Apfelkuchen ist ein Apfel.

21. Ein Stacheldraht ist ein Draht.

22. Ein Eckschrank ist ein Schrank.

23. Ein Autowerk ist ein Werk.

24. Ein Spinnennetz ist eine Spinne.

25. Ein Schreibtisch ist ein Tisch.

26. Ein Schulbuch ist eine Schule.

27. Ein Ofenrohr ist ein Rohr.

28. Ein Straßenbesen ist eine Straße.

DER KAFFEE IST FERTIG

WIE FUNKTIONIERT DAS? Zu erklären, wie etwas funktioniert, ist eine Aufgabe, die sich uns im Alltag oft stellt. In dieser Übung geht es darum, "Gebrauchsanweisungen" für diverse Geräte zusammenzustellen. Die Aufgabe ist schwierig. Gehen Sie sie deshalb zusammen mit Ihrem sprachgestörten Partner sorgfältig durch. Lösen Sie die Aufgabe möglichst mit ihm zusammen in Gemeinschaftsarbeit. Betrachten Sie zunächst das Beispiel.

1. Wie bedient man eine Kaffeemaschine?

1. Sammeln Sie gemeinsam mit Ihrem sprachgestörten Partner zunächst stichpunktartig die einzelnen Bedienungsschritte.

- Stecker reinstecken,
- Wasser hineinschütten,
- Kaffeepulver einfüllen,
- Gerät anschalten,
- Kaffee brühen lassen,
- Kaffee servieren.

2. Jetzt sind diese Stichpunkte in ganze Sätze zu fassen. Stellen Sie sich einmal vor, Sie würden eine Bedienungsanleitung verfassen. Diese Bedienungsanleitung muß vor allem der Leser verstehen, der ein solches Gerät noch nicht kennt. Dementsprechend müssen die Bedienungsanweisungen eindeutig und genau formuliert sein. Man könnte zum Beispiel so beginnen:

Zuerst muß man den Stecker in die Steckdose stecken.

Dies ist sicher richtig ausgedrückt. Sie haben aber immer recht großen Spielraum im sprachlichen Ausdruck. In einer "echten" Gebrauchsanleitung könnten Sie zum Beispiel folgendes lesen:

Vor Inbetriebnahme des Gerätes Netzstecker einstecken.

Hier ist der gleiche Sachverhalt als eine Anweisung formuliert. Die Wortwahl (INBETRIEBNAHME, NETZSTECKER) weicht von unserem umgangssprachlichen Gebrauch ab. Es ist aber nicht verlangt, sich diesem eher technischen Sprachgebrauch anzupassen. Manchmal aber, werden Sie zu besonderen Wörtern greifen müssen, weil die Umgangssprache in diesem technischen Zusammenhang nicht immer ein brauchbares Wort bereitstellt. Wie nennen Sie zum Beispiel den Wasserbehälter, in den man das Wasser zum Aufbrühen des Kaffees einfüllen muß? Sagen Sie WASSERBEHÄLTER, WASSERGEFÄß oder GEFÄß? Sie können auch mit einer Umschreibung auf ein solches Wort verzichten, indem Sie etwa sagen:

Füllen Sie das Wasser in den dafür vorgesehenen Behälter.

Die Frage, welcher Behälter dafür vorgesehen ist, wird im allgemeinen durch eine Abbildung des Gerätes beantwortet. Gelegentlich findet man die Einzelteile eines Gerätes auch mit Zahlen voneinander unterschieden:

Mit dem Schalter 1 stellen Sie die gewünschte Temperatur ein.

Sie sehen anhand dessen, daß es eine ganze Reihe von Möglichkeiten gibt, den gemeinten Sachverhalt in Worte zu fassen und auch viele Möglichkeiten, die Geräteteile durch den sprachlichen Ausdruck voneinander zu unterscheiden.

3. Sie können diese Aufgabe auch beginnen, indem Sie von den Teilen des Gerätes, hier der Kaffeemaschine, ausgehen. Fertigen Sie zusammen mit Ihrem sprachgestörten Partner eine Liste der Teile an. Wenn Sie eine Kaffeemaschine besitzen, nehmen Sie sie einmal zur Hand. Die Liste könnte so aussehen:

- Kaffeekanne,
- Filter,
- Schalter,
- Deckel,
- Warmhalteplatte usw.

Vergessen Sie nicht, daß zur Bedienung einer Kaffeemaschine auch Dinge gehören, die nicht Bestandteil des Gerätes selbst sind:

- Kaffeepulver,
- Filtertüten.

4. Sammeln Sie auch Tätigkeitswörter, also Wörter von Tätigkeiten, die beim Kaffeemachen zu verrichten sind oder vom Gerät ausgeführt werden:

- einfüllen,
- aufbrühen,
- draufstellen,
- einschalten, ausschalten usw.

Mit dieser Wortliste bilden Sie dann zusammen mit Ihrem sprachgestörten Partner die Sätze, die Sie für Ihre Bedienungsanleitung brauchen. Die Sätze brauchen nicht beim ersten Versuch "richtig" zu sein. Stellen Sie zunächst die vollständige Bedienungsanleitung zusammen, und lassen Sie Fehler Fehler sein. Lassen Sie diese Version lieber ein, zwei Tage liegen, und überarbeiten Sie sie dann gemeinsam. Bei Bedarf auch ruhig noch ein drittes Mal. Bearbeiten Sie zusammen mit Ihrem sprachgestörten Partner die folgenden Aufgaben in gleicher Weise:

2. Wie bedient man einen Fön?

3. Wie bedient man einen Rasierapparat?

4. Wie bedient man eine Friteuse?

Die folgenden Aufgaben sind deutlich schwieriger und umfänglicher. Beginnen Sie sie erst, wenn die vorhergehenden erfolgreich bearbeitet werden können.

5. Wie bedient man einen Mikrowellenherd, eine Waschmaschine?

GESCHICHTEN AUS DEM ALLTAG

Aus den folgenden Schlagwörtern können kurze Geschichten zusammengestellt werden. Sie finden geeignete Haupt- und Tätigkeitswörter. Die Schlagwörter beziehen sich jeweils auf bestimmte Situationen, z.B. Camping, Bahnhof und anderes mehr. Lesen Sie sich die Schlagwörter zusammen mit ihrem sprachgestörten Partner durch. Überlegen Sie dann gemeinsam, welche Sätze sie aus den Schlagwörtern bilden können. Achten Sie darauf, daß die Sätze knapp gehalten sind. Sie können die Schlagwörter in beliebiger Reihenfolge einsetzen. Selbstverständlich können Sie Wörter verwenden, die nicht aufgeführt sind. Sie könne auch nicht benötigte Wörter weglassen. Arbeiten Sie mit der Liste nach Ihrem Bedarf.

1. Im Kurort

Kur, Kurpark, Saline, Konzert, Quelle, Solebad, Bio-Bar, Tanz-Café, Anwendungen.

spazieren, zuhören, plaudern, trinken, besuchen, gehen, sitzen, fahren, erholen.

Beispiel: Herr Meier **fährt** zur **Kur**. Morgens bekommt er seine

Anwendungen. Dann **geht** er im **Kurpark spazieren** usw.

2. **Camping**

Zelt, Wohnwagen, Camping-Platz, Luftmatratze, Propangas, Grill, Konservendosen, Mücken, Regen, Überschwemmung.

fahren, aufbauen, suchen, aufblasen, angehen, stechen, aufstellen, kaufen.

3. **Winterurlaub**

Ski, Gletscher, Schneeketten, Schneegestöber, Abfahrt, Slalom, Skischule, Hotelbar, Skilehrer, Nachbarn, Sessellift.

fahren, aufziehen, treffen, verlieben, trinken, unterhalten, steckenbleiben, hinfallen, erleben.

4. **Schwimmbad**

Wiese, Kabine, Handtuch, Decke, Rutschbahn, Kinder, Sprungbrett, Wasser, Krimi, Sonne.

gehen, umziehen, liegen, springen, schwimmen, lesen, faulenzen, plantschen.

5. **Bahnhof**

Bahnsteig, Leute, Koffer, Kiosk, Taschenfahrplan, Zeitung, Limo, Abschiedskuß, Zug, Abteil, Fensterplatz.

warten, gehen, kaufen, lesen, trinken, umarmen, geben, suchen, setzen.

6. **Kneipe**

Stammtisch, Garderobe, Freunde, Skat, Bier, Kellnerin, Gulaschsuppe, Schnäpschen.

trinken, essen, bestellen, spielen, gehen, begrüßen, lachen.

7. **Straße**

Parkuhr, Autos, Passanten, Geschäft, Straßenkehrer, Zebrastreifen, Ampel, Bäckerei, Taxi.

halten, einkaufen, bummeln, gehen, warten, gucken, rufen, probieren.

8. **Feuer**

Sirene, Feuerwehrwagen, Rauchsäule, Haus, Feuerwehrmänner, Leiter,

Schaulustige, Flammen, Schlauch, Hydrant, Verletzte, Krankenwagen.

hören, sehen, rasen, ausrollen, spritzen, löschen, retten, anschließen, gucken, stören, abfahren.

9. **Modegeschäft**

Damenabteilung, Verkäuferin, Rolltreppe, Kabine, Kostüm, Sonderangebot, Bluse, Spiegel, Kassiererin.

gehen, suchen, anprobieren, aussuchen, anschauen, passen, bezahlen.

10. **Fußballspiel**

Anstoß, Schiedsrichter, Ball, Mannschaft, Tor, Libero, Foul, Abseits.

pfeifen, schießen, dribbeln, abgeben, halten, jubeln, laufen.

11. **Boxen**

Ring, Gong, Runde, Gegner, Boxhandschuh, Haken, Tiefschlag, Seile, Punktrichter, Handtuch.

steigen, läuten, schlagen, boxen, decken, fallen, zählen, erfrischen, niederschlagen.

12. **Baustelle**

Steine, Rohbau, Holzbalken, Gerüst, Arbeiter, Polier, Traufel, Schubkarre, Mischmaschine, Speis.

stapeln, klettern, mauern, drehen, mischen, arbeiten, schieben.

13. **Möbelhaus**

Samstag, Frühstück, Autobahn, Parkplatz, Käufer, Gedränge, Kinderparadies, Küchenabteilung, Eckbank, Stühle, Tisch, Restaurant, Warenausgabe, Stau, Aufbau, Kinder.

aufstehen, essen, losfahren,suchen, abliefern, drängeln, suchen, probesitzen, anstellen, warten, abholen, stehen, heimfahren, zusammenschrauben, auspacken, helfen.

ÜBUNGSREGISTER

Das Register ist übungs- und aufgabenbezogen aufgebaut. Dadurch soll Ihnen die Auswahl geeigneter Übungen erleichtert werden. Die Zahlen geben jeweils die Seitenzahl der Übung an.

BAD SALZHAUSENER BEITRÄGE ZUR APHASIEFORSCHUNG

Herausgegeben von Berthold Simons

Band 1 Berthold Simons/Axel Körner (Hrsg.): Gruppentherapie in der Klinischen Linguistik. 1991.

Band 2 Berthold Simons: Linguistische Übungen für Sprachgestörte. Ein Übungsbuch für Patienten und Angehörige. 1992.

Band 3 Ulrike Müller: Graphische Symbolsysteme in der Aphasietherapie. Ihre theoretische Begründung und praktische Erprobung auf der Grundlage differenzierter Einzelfallbeschreibungen. 1992.

Band 4 Berthold Simons: Schreib- und Leseübungen für Sprachgestörte. Ein Übungsbuch für Patienten und Angehörige. 1994.